Hofele
Richtig einkaufen bei
Magen-Darm-Beschwerden

W0088339

Die Autorin

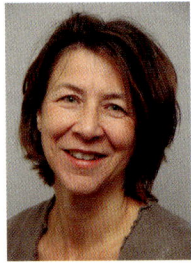

Karin Hofele ist Diplom-Ökotrophologin und Autorin zahlreicher Bücher zu den Themen Ernährung und Gesundheit. Für die TRIAS-Reihe »Richtig einkaufen« wirft sie regelmäßig einen kritischen Blick auf das Lebensmittelangebot. Sie arbeitet als selbstständige Ernährungsberaterin und -therapeutin in Stuttgart.

Karin Hofele

Richtig einkaufen bei
Magen-Darm-Beschwerden

**Für Sie bewertet:
Über 700 Fertigprodukte
und Lebensmittel**

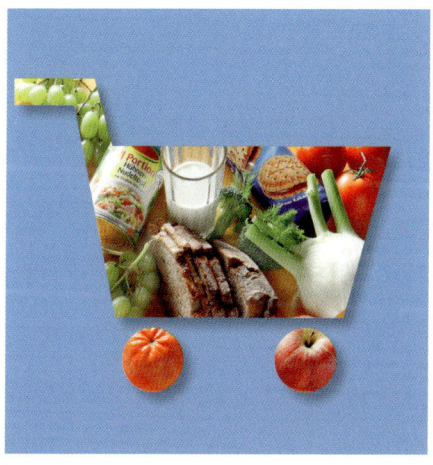

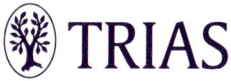

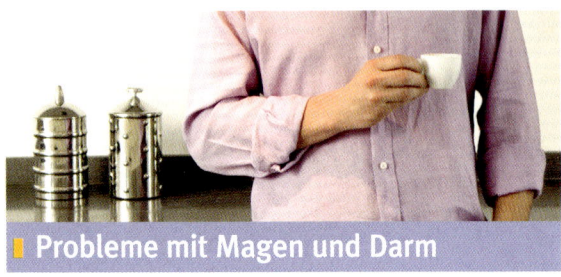

Probleme mit Magen und Darm

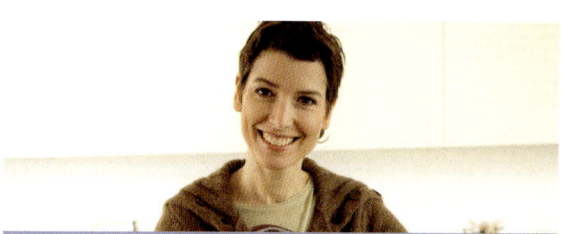

▌ Einkaufs-Tabellen

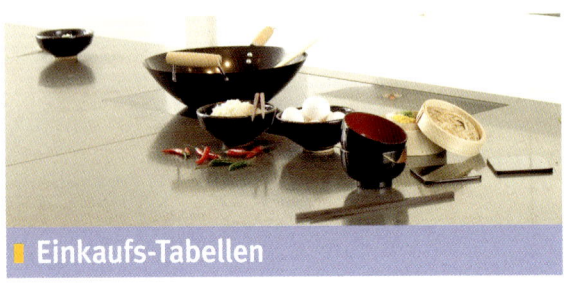

Einkaufs-Tabellen

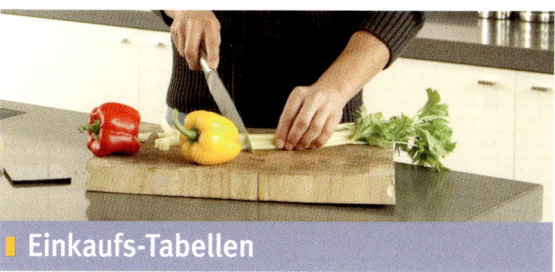

Einkaufs-Tabellen

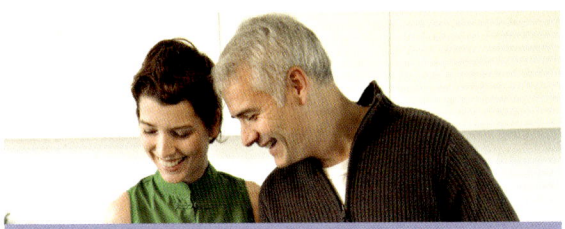

Kochen und unterwegs essen

Liebe Leserin, lieber Leser

Fast jeder kennt Magen- oder Darmbeschwerden aus eigener Erfahrung. Manchmal drückt oder zwickt es nach dem Essen, hin und wieder lässt sich ein leichtes Unwohlsein ausmachen. Zum Glück sind Durchfall, Völlegefühl oder Magenverstimmung in vielen Fällen nur von kurzer Dauer. Doch immer mehr Menschen leiden inzwischen unter chronischen, also dauerhaften Beschwerden. Dann ist es wichtig, die Ursachen zu erforschen und anschließend die Speisen und Getränke auszuwählen, die gut bekömmlich sind.

Dieser Einkaufsführer wird Ihnen beim Einkauf und bei der Auswahl der Lebensmittel eine große Hilfe sein. In übersichtlichen Tabellen erkennen Sie die Speisen und Getränke, die bei diversen Magen- oder Darmbeschwerden gut verträglich sind. Sie erfahren außerdem, was beim Einkauf sonst noch zu beachten ist, was Sie den Etiketten von Fertigprodukten entnehmen können und wie Nährwertangaben und Zutatenlisten zu verstehen sind.

Lebensmittel sollten individuell ausgewählt und zueinander ergänzt werden. Denn nicht alle Lebensmittel sind aufgrund ihrer Zusammensetzung oder Zubereitungsweise für jeden gut verträglich. Doch mithilfe dieses Buches finden Sie die richtigen Produkte. Nehmen Sie sich deshalb hin und wieder Zeit für Ihren Einkauf, es lohnt sich. Auch wenn Sie sich manchmal oder auch öfters außer Haus verpflegen, finden Sie hier wertvolle Anregungen. Wer Zeit und Muße zum Kochen hat, erfährt, mit welchen Tricks die Speisen bekömmlicher werden und wie schnell und einfach eine gesunde Mahlzeit auf dem Tisch stehen kann.

Ihre Karin Hofele

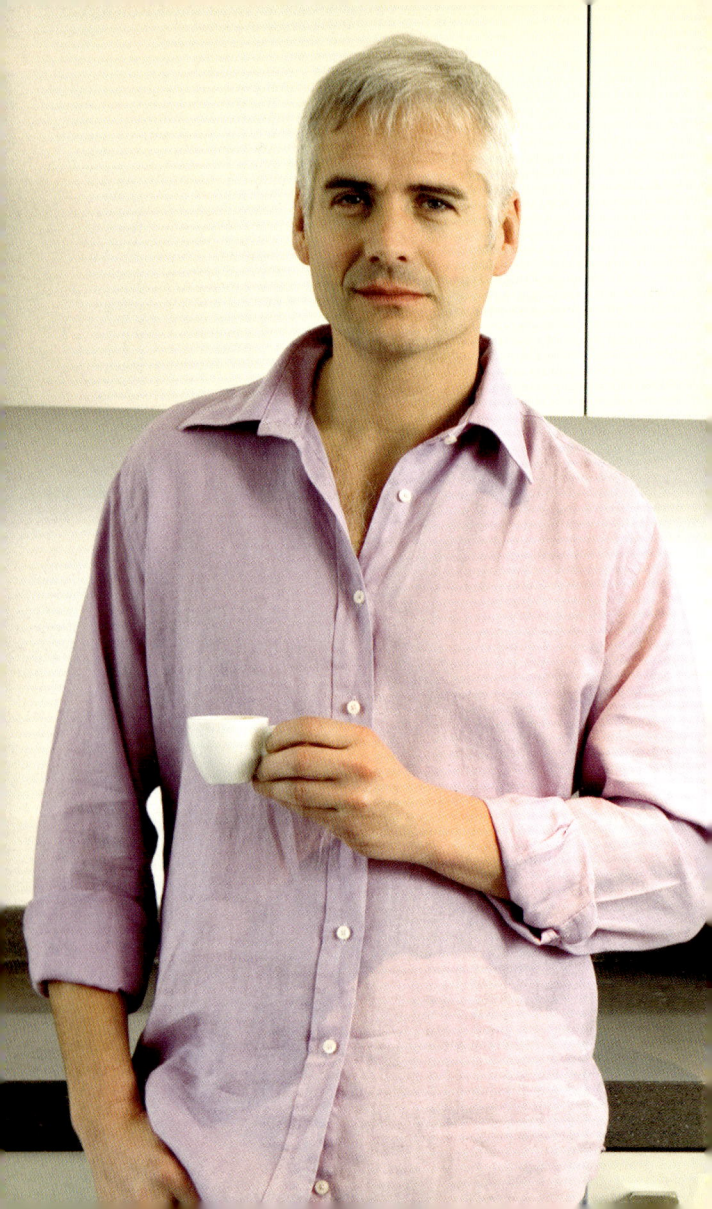

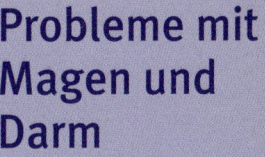

Probleme mit Magen und Darm

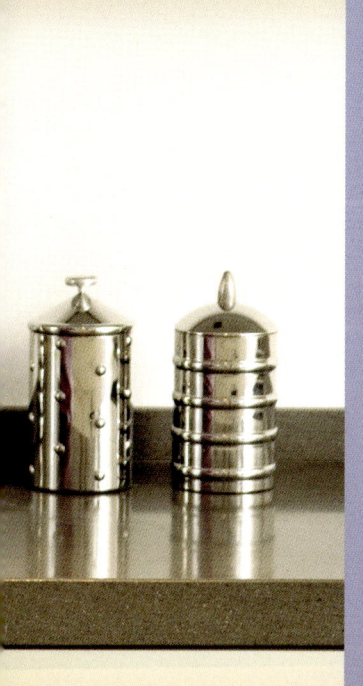

Magen- oder Darm-
beschwerden können sehr
viele unterschiedliche
Ursachen haben. Diese
können auftreten, wenn
Sie zum Beispiel zu viel
gegessen oder getrunken
haben oder sie sind die Folge
einer harmlosen Infektion.
Leider kann aber auch eine
schwerwiegende Erkrankung
vorliegen. Deshalb ist eine
gründliche medizinische
Untersuchung unerlässlich,
bevor eine Behandlung
oder Ernährungsumstellung
erfolgt.

So funktioniert die Verdauung

Für unser Wohlbefinden ist es von großer Bedeutung, dass die Organe des Verdauungssystems reibungslos zusammenarbeiten. Wenn alles gut läuft, nehmen wir gar nicht wahr, wie komplex das Zusammenspiel der einzelnen Akteure ist; und wie viel Arbeit unser Körper verrichtet, bis aus einem Bissen, den wir essen, Energie und Kraft gewonnen wird. Erst wenn es nicht glatt läuft, spüren wir, wie durch kleine oder große Änderungen unserer täglichen Mahlzeiten Einfluss auf die Verträglichkeit genommen werden kann. Der Magen-Darm-Trakt muss Tag für Tag in einem fein aufeinander abgestimmten Zusammenspiel Höchstleistungen vollbringen.

Bereits im Mund wird erste Verdauungsarbeit geleistet. Das Essen wird zerkleinert und mit Speichel vermischt. Dieser kann – vorausgesetzt alles wird gut eingespeichelt und auch gekaut – schon einige Kohlenhydrate aufspalten. Danach rutscht der möglichst feuchte Speisebrei die Speiseröhre hinab und gelangt in den Magen.

Magen: mischen und zerkleinern

Die im Speisebrei noch vorhandenen Brocken werden im Magen in noch kleinere Bestandteile zerlegt und gut gemischt. Dabei spielt die Magenmuskulatur eine sehr bedeutende Rolle, aber auch der Magensaft (bis zu drei Liter täglich) kommt zum Einsatz. Er enthält hochprozentige Salzsäure und Verdauungsenzyme und wird bei entsprechender Magenmuskeltätigkeit gut mit dem Speisebrei durchmischt. Säure und Enzyme zerlegen die Nahrung in kleinste Teilchen. Erst wenn die Speiseteilchen 0,3 Millimeter oder kleiner sind, können sie in den Dünndarm fließen. Das geschieht in kleinen Portionen, sonst würde der Dünndarm überlastet. Wie lange die Nahrung im Magen bleibt, hängt von ihrer Zusammensetzung ab. Getränke und süße Sachen verlassen den Magen schon nach einer Viertelstunde, sehr fette Speisen können auch fünf oder sechs Stunden im Magen verweilen und erreichen so – gut vorbereitet – den Dünndarm.

Dünndarm: aufspalten durch Enzyme

Im Zwölffingerdarm – das ist der erste Abschnitt des Dünndarms – wird die weitere Verdauungsarbeit durch Bauchspeicheldrüse (Pankreas) und Gallenblase ermöglicht. Aus der Bauchspeicheldrüse fließen täglich etwa zwei Liter Pankreassaft in den Dünndarm. In diesem wertvollen Saft sind zahlreiche Verdauungsenzyme enthalten, die die Speiseteilchen in die einzelnen Nährstoffe aufspalten. Diese Enzyme zerlegen beispielsweise die Kohlenhydrate in ihre kleinsten Bestandteile. Aus Haushaltszucker (Saccharose) entstehen auf diese Weise Traubenzucker (Glucose) und Fruchtzucker (Fructose), aus Milchzucker (Laktose) werden Traubenzucker und Schleimzucker (Galaktose). Wenn hier bestimmte Enzyme fehlen oder in zu geringer Menge vorhanden sind, können Verdauungsprobleme die Folge sein. Ein bekanntes Beispiel ist das Enzym Lactase. Dieses spaltet den Milchzucker. Ist die vorhandene Menge des Enzyms zu klein, dann wird der Milchzucker nicht komplett gespalten. Betroffene leiden dann an einer Milchzucker-Unverträglichkeit (Laktose-Intoleranz).

Für die Verdauung von Fett ist außerdem Gallenflüssigkeit notwendig. Diese wird in der Leber hergestellt, in der Gallenblase eingedickt und gespeichert und nach Bedarf und

Fettgehalt des Speisebreis an den Darm abgegeben. Die Gallenflüssigkeit ist wichtig, um die Fette zu emulgieren, also ganz fein zu verteilen. So können sie von den entsprechenden Enzymen besser angegriffen werden. Die Eiweißverdauung hat schon im Magen begonnen und wird im Darm fortgesetzt. Hier sind wieder Enzyme im Einsatz, die die Eiweißteilchen in sehr kleine Teilchen aufspalten.

Nährstoffe gelangen ins Blut

Die Hauptaufgabe des Dünndarms ist es, die zerlegte Nahrung so weit vorzubereiten, dass die Darmzellen die einzelnen Nährstoffe aus dem Speisebrei aufnehmen können. Durch die Darmschleimhaut gelangen sie ins Blut und dann zu den Körperzellen. Damit der Dünndarm diese Aufgabe optimal erfüllen kann, ist seine Oberfläche ziemlich groß. Er ist etwa drei Meter lang und die Darmschleimhaut hat dazu noch zahlreiche Falten, Ausstülpungen und Zotten, die die Oberfläche weiter vergrößern. Im Durchschnitt ergibt sich so eine Fläche von 200 bis 300 Quadratmetern, das entspricht in etwa der Größe eines Tennisplatzes. Wenn der Dünndarm seine Arbeit erledigt hat, nämlich die Nährstoffe aus dem Speisebrei herauszuholen, wird der restliche Speisebrei durch Eigenbewegungen des Darms weiter transportiert, bis er schließlich den Dickdarm erreicht.

Letzte Station – der Dickdarm

Die wichtigsten Aufgaben des Dickdarms sind das Ausscheiden der unverdaulichen Nahrungsbestandteile und das Formen eines Stuhls bzw. das Eindicken der Stuhlreste. Darüber hinaus werden im Dickdarm aus dem verbliebenen Brei Wasser entzogen und noch einige Mineralstoffe aufgenommen. Beides gelangt in den Blutkreislauf. Der Magen-Darm-Trakt braucht, um richtig verdauen zu können, bis zu neun Liter Wasser am Tag. Aus dem Dünn- und Dickdarm gelangt es wieder in den Körper zurück, und kann erneut zum Einsatz kommen – es wird also recycelt. Damit in dieser letzten Verdauungsstation alles gut funktioniert, sind Billionen von Darmbakterien im Einsatz. Mit ihrer Hilfe gelingt es auch, Ballaststoffe und andere für den Menschen an sich unverdauliche Nahrungsbestandteile aufzuschließen. Was dann, nach rund 24-stündiger Bearbeitung, noch übrig ist, wird endgültig ausgeschieden. Im letzten Teil des Darms, im sogenannten Mastdarm, wird der eingedickte Brei gesammelt. Wenn eine gewisse Menge zusammengekommen ist oder ein hoher Druck entstanden ist, reagiert der Schließmuskel und gibt das Signal zur Darmentleerung.

Die Darmflora

Im menschlichen Darm befinden sich jede Menge Bakterien und Pilze. Diese Mikroorganismen gelangen mit der Nahrung in den Darm und werden als Darmflora bezeich-

---

TIPP

Vermeiden Sie Stress und Hektik beim Essen

Das kann einen empfindlichen Magen oder Darm aus dem Gleichgewicht bringen:

- schnelles Essen und ungenügendes Kauen
- hastiges Schlucken
- üppige Portionen
- Hektik, Stress und Streit während der Mahlzeit
- Bewegungsmangel
- Zeitverschiebung durch Reisen
- Infektionen
- Medikamente, z. B. Antibiotika

net. Bis zur Geburt ist der Darm bakterienfrei, doch schon in den ersten Lebensstunden beginnt die Besiedelung. Beim Erwachsenen finden sich mindestens einhundert verschiedene Arten von Darmbakterien. Sie leben vor allem im Dickdarm. Der Darm insgesamt gilt als Bestandteil des menschlichen Immunsystems. Die Hauptaufgabe erfüllen dabei die Darmbakterien. Denn die »guten« Bakterien verhindern das Wachstum fremder und krankmachender Bakterien. Das geschieht zum Beispiel, indem sie Milchsäure herstellen und damit ein Klima schaffen, in dem krankheitserregende Bakterien schlecht überleben können. Sie sind außerdem an der Herstellung von Vitaminen beteiligt und fördern die Darmbewegung und so den Weitertransport des Speisebreis.

Mit Muße essen

Das Zusammenspiel der Verdauungsorgane ist ein empfindliches System. Unser Alltag hält viele Störfaktoren bereit, die dieses System ins Wanken bringen können. Wer seine Mahlzeit schnell hinunterschlingt, beim Essen anstrengende Diskussionen führt, streitet oder nebenbei andere Aufgaben erledigt, tut sich nichts Gutes. Magen und Darm können sehr sensibel auf Stress und andere Störungen reagieren. Essen ist nicht nur Nahrungsaufnahme und Sättigung, sondern auch Genuss und Lebensfreude. Ein schön gedeckter Tisch, appetitlich angerichtete Speisen, nette Gesellschaft und ausreichend Zeit zum Essen können viel zu Gesundheit und Wohlbefinden beitragen. Versuchen Sie es!

Magenbeschwerden und -erkrankungen

Brennen, Druckgefühl und Schmerzen hinter dem Brustbein, manchmal verbunden mit saurem Aufstoßen nach dem Essen – das sind die Symptome von Sodbrennen. Wer häufig unter diesen Beschwerden leidet, sollte die Sache nicht auf die leichte Schulter nehmen.

MAGEN

Sodbrennen: kein harmloses Leiden

Die Beschwerden entstehen, wenn saurer Mageninhalt in die Speiseröhre zurückfließt, der Arzt spricht deshalb auch von einem Reflux (Rückfluss). Die Ursache dafür ist, dass der Schließmuskel zwischen Speiseröhre und Magen geschwächt ist und die Magensäure deshalb nicht mehr komplett im Magen zurückgehalten wird. Begünstigt wird die-

---

TIPP

Reflux – das hilft

▪ Nehmen Sie Ihr Abendessen mindestens zwei bis drei Stunden vor dem Schlafengehen ein.
▪ Legen Sie beim Schlafen den Oberkörper hoch.
▪ Tragen Sie keine zu enge Kleidung.
▪ Rauchen Sie nicht und trinken Sie nur wenig (hochprozentigen) Alkohol.
▪ Falls Sie übergewichtig sind, versuchen Sie abzunehmen.
▪ Nehmen Sie mehrere kleinere anstelle von wenig großen Mahlzeiten zu sich.
▪ Essen Sie möglichst langsam und kauen Sie gut.

se Störung durch Übergewicht, Rauchen und regelmäßigen Alkoholkonsum. Hält der Rückfluss länger an, kann dies zur Entzündung und schlimmstenfalls zu einer Krebserkrankung der Speiseröhre durch die immerwährende Säurereizung führen. Zur Linderung der Beschwerden kann Ihnen Ihr Arzt Medikamente verordnen. Bevor dies geschieht, sollten Sie aber Ihre Ernährungsweise auf den Prüfstand stellen! In vielen Fällen hilft eine Änderung der Lebensweise und des täglichen Speiseplans.

Übelkeit und Erbrechen

Die Ursachen von Übelkeit und Erbrechen sind in vielen Fällen harmloser Natur. Reisekrankheit, Infektionen, zu viel Essen, Alkohol, die Einnahme unverträglicher Medikamente, aber auch Kreislaufstörungen wie beispielsweise ein niedriger Blutdruck oder starke Blutzuckerschwankungen können die Beschwerden auslösen. Generell gilt: Zunächst muss die Ursache oder Grunderkrankung geklärt und anschließend behandelt werden. Ein vorübergehender Verzicht auf Nahrung – zumindest aber leichte Kost – bringt in vielen Fällen Linderung.

Auch eine akute Magenschleimhautentzündung (Gastritis) äußert sich häufig durch Übelkeit, Erbrechen und Appetitlosigkeit. Dazu kommen in der Regel aber noch starke Magenschmerzen. Diese Symptome gehören immer in ärztliche Hände!

Reizmagen

Manche Menschen haben einen empfindlichen Magen oder einen sogenannten Reizmagen. Bei Kummer, Ärger, Stress oder Aufregung leiden sie unter Völlegefühl, Magendrücken, Übelkeit, Aufstoßen, Sodbrennen und manchmal auch unter Magenschmerzen. Mithilfe einer Magenspiegelung lässt sich abklären, ob hinter den Beschwerden eine ernsthafte Erkrankung steckt, oder ob der Magen nur besonders sensibel reagiert. Die genauen Ursachen für einen Reizmagen sind noch nicht geklärt, aber es ist inzwischen bekannt, dass die Reizübertragung bei diesen Patienten anders als »normal« verläuft. Neben Stress und Kummer können auch schwerverdauliche Speisen die Beschwerden verursachen oder verstärken. Bei der Behandlung werden daher mehrere Wege parallel beschritten. Betroffene können mit Entspannung (Autogenes Training, Yoga) und Sport (vor allem Ausdauertraining) zu mehr Gelassenheit kommen. Der behandelnde Arzt kann bestimmte Medikamente verordnen, die die Symptome lindern können. Auf jeden Fall sollte der Speiseplan unter die Lupe genommen werden. Bei der Lebensmittelauswahl muss sehr genau auf die individuelle Verträglichkeit geachtet werden. Wichtig ist außerdem, dass Mahlzeiten und Zeiten des »Nichtessens« dem Tagesrhythmus angepasst werden.

Magenschleimhautentzündung

Die Entzündung der Magenschleimhaut (Gastritis) ist eine sehr häufige Magenerkrankung. Der Magen ist im Inneren mit einer Magenschleimhaut ausgekleidet. In dieser Haut befinden sich Millionen von Drüsen, die den Magensaft produzieren. Der Magensaft besteht aus Magensäure, im Übrigen nichts anderes als hochprozentige Salzsäure, und Verdauungsenzymen. In der Magenwand wird außerdem ein Schleim produziert, der die Magensäure neutralisiert und die Magenoberfläche damit vor der aggressiven Säure schützt. Dieses gut austarierte Gleichgewicht kann allerdings ins Wanken geraten, zum Beispiel durch eine bakte-

MAGEN

rielle Infektion oder starken Alkohol- oder Nikotinkonsum. Wird die Ursache der Entzündung ausgeschaltet, heilt eine akute Gastritis meist ohne bleibende Schäden ab. Eine chronische Gastritis wird in vielen Fällen durch das Bakterium Helicobacter pylori verursacht. In diesem Fall hilft eine Behandlung mit Antibiotika.

Magengeschwür

Ein Magengeschwür ist häufig die Folge einer chronischen Magenschleimhautentzündung. Die Entzündung führt zu einer verstärkten Produktion von Magensäure, gleichzeitig fehlt an den entzündeten Stellen der schützende Magenschleim. Die aggressive Magensäure kann also ungehindert angreifen. Aus zunächst kleinen Wunden wird schließlich ein Magengeschwür (Ulkus), also eine tiefe kraterförmige Wunde, die durch die Magenschleimhaut in tiefere Regionen vordringt. Begünstigt wird die Entstehung eines Magengeschwürs durch eine genetische Veranlagung, die Einnahme bestimmter Medikamente, Rauchen, Stress oder Alkohol. Zwei Drittel der Betroffenen haben eine Infektion mit Helicobacter pylori. Auch der obere Teil des Dünndarms, der direkt an den Magen anschließt, kann mit dem Bakterium Helicobacter pylori besiedelt sein. Die Schleimhaut dieses Darmabschnitts, er wird Zwölffingerdarm genannt, kann ebenfalls von der Magensäure angegriffen werden. Unter entsprechenden Voraussetzungen kann es dann zu einem Zwölffingerdarmgeschwür kommen.

Das Bakterium Helicobacter pylori kann außerdem die Entstehung von Magenkrebs begünstigen. Eine Behandlung der Magenschleimhautentzündung oder des Magengeschwürs ist also immens wichtig, um diese gefährliche und lebensbedrohliche Erkrankung zu verhindern.

Darmbeschwerden und -erkrankungen

Blähungen, Durchfall, Verstopfung, das sind die häufigsten Darmbeschwerden. Meist stecken eher harmlose Ursachen dahinter. Leider können an diesen Symptomen auch ernsthafte Erkrankungen schuld sein. Deshalb sollten Sie unbedingt einen Arzt aufsuchen, wenn die Beschwerden nach ein paar Tagen nicht abklingen. Lassen Sie sich gründlich untersuchen und schildern Sie die Beschwerden so genau und ausführlich wie möglich. Denn die Ursache der genannten Darmprobleme kann sehr vielfältig sein.

DARM

Durchfall

Bei gesunden Erwachsenen sind Durchfälle, die nur ein paar Tage andauern, meist harmloser Natur. Ursache für einen akuten Durchfall ist meist eine Infektion mit Bakterien oder Viren. Der Darm versucht, die Eindringlinge mit einer großen Wassermenge hinaus zu spülen. Diesen Prozess sollten Sie nicht stoppen, sondern durch reichliches Trinken unterstützen. Ein akuter Durchfall ist meist von kurzer Dauer. Ist die Sache nach zwei oder drei Tagen nicht vorbei, oder ist das Befinden sehr schlecht, sollte auf jeden Fall ein Arzt aufgesucht werden. Chronischer, also länger andauernder Durchfall, kann eine Begleiterscheinung ganz unterschiedlicher Erkrankungen sein. Deshalb muss in solchen Fällen immer ein Arzt konsultiert werden.

Verstopfung

In den Industrieländern leiden etwa ein Drittel der Menschen unter Verstopfung. Frauen sind deutlich häufiger betroffen als Männer. Schuld am Stau im Darm sind in den meisten Fällen die Lebensgewohnheiten: zu wenig Flüssigkeit, zu wenig Bewegung und zu wenig Ballaststoffe. Auch Medikamente, z. B. Rheumamittel, Eisen- und Kalziumpräparate oder starke Schmerzmittel können eine Verstopfung begünstigen. Stress wirkt sich ebenfalls nachteilig auf eine geregelte Darmentleerung aus.

Wann ist es Verstopfung?

Die Diagnose »Verstopfung« ist nicht ganz einfach zu stellen. Denn zwei- bis dreimal täglich Stuhlgang zu haben ist genauso normal wie alle zwei bis drei Tage. Unter folgenden Umständen kann jedoch eine Verstopfung angenommen werden: Die Darmentleerung ist schwierig und manchmal schmerzhaft und der Stuhlgang findet seltener als dreimal pro Woche statt.

Abführmittel – nur wenige empfehlenswert

Wenn der Darm streikt, greifen Betroffene häufig zu Abführmitteln. Nur wenige Stoffe sind unbedenklich, die meisten schaden dem Darm mehr, als sie ihm nützen. Auch »pflanzliche Mittel« können Nebenwirkungen haben. Jedes Abführmittel zielt darauf ab, den Wassergehalt im Stuhl zu erhöhen. So wird der Darminhalt weicher und geschmeidiger und kommt besser voran. Allenfalls über kurze Zeit einnehmen sollten Sie Mittel, die den Wasserhaushalt des Körpers beeinflussen. Zu diesen Mitteln zählen beispielsweise Glaubersalz, Milchzucker oder Lactulose. Auch Produkte, die Senna, Aloe oder Rhabarberwurzel enthalten, sind nicht für den Dauergebrauch geeignet. Diese Mittel fördern den Einstrom von Wasser in den Darm und regen die Bewegung des Dickdarms an. Bei längerer Einnahme kann es zur Gewöhnung kommen und der Darm braucht immer größere Mengen, um zu funktionieren, bis schließlich »gar nichts mehr geht.«

Die einzig empfehlenswerten Mittel, die auch über einen längeren Zeitraum eingenommen werden können, sind Quellstoffe wie Leinsamen, Kleie, Braunalgen oder indische Flohsamen. Da diese Stoffe, wie der Name schon sagt, sehr stark quellen, müssen Sie gleichzeitig viel Wasser trinken, sonst besteht die Gefahr einer erneuten Verstopfung oder sogar eines Darmverschlusses.

Versuchen Sie immer zuerst Ihre Lebens- und Ernährungsgewohnheiten zu ändern. Wenn Sie damit keinen Erfolg erzielen, sollten Sie sich gründlich untersuchen lassen. Ernährungstipps finden Sie auf Seite 35.

DARM

Blähungen

Bei jedem Menschen bilden sich Gase im Darm. Das ist völlig normal. Und es ist auch völlig normal, dass diese Gase ab und zu entweichen. Zwischen einem und drei Litern Darmgas verlassen täglich den Darm. Wie stark die Gasbildung ist, hängt unter anderem von der Darmflora, also den Darmbakterien, und der Ernährung ab. Ob jemand unter Blähungen leidet, ist auch häufig eine Frage des persönlichen Empfindens. Manche Menschen stört die Gasbildung überhaupt nicht, andere verkneifen sich den Abgang der Darmwinde und leiden anschließend unter einem aufgeblähten und schmerzenden Bauch. Beim sogenannten Meteorismus leiden Betroffene unter einem stark aufgetriebenen Leib, unter Krämpfen und Schmerzen und die Winde gehen kaum ab. Das kann auch andere Beschwerden wie beispielsweise Sodbrennen nach sich ziehen. Wer unter diesen Beschwerden oder unter dem Abgang vieler, stark riechender Winde leidet, sollte einen Arzt aufsuchen.

Lebensmittel-Unverträglichkeiten

Sind Durchfälle, Blähungen und Völlegefühl immer wieder auftretende Beschwerden, die Sie hartnäckig heimsuchen, könnte auch auf eine Nahrungsmittel-Unverträglichkeit dahinterstecken. Die wichtigsten und häufigsten Unverträglichkeiten sind:

- Milchzucker-Unverträglichkeit (Laktose-Intoleranz)
- Fruchtzucker-Unverträglichkeit (Fructose-Malabsorption)
- Zöliakie

Laktose-Intoleranz

Für die Verdauung von Milchzucker wird das Enzym Lactase benötigt. Bei Betroffenen produziert der Körper im Laufe des Lebens immer weniger Lactase. Der Milchzucker, der mit der Nahrung aufgenommen wird, kann nicht mehr ausreichend gespalten werden und gelangt in den Dickdarm. Dort wird er von den Darmbakterien »vergärt« und das führt dann zu Blähungen und Durchfall. Milchzucker ist in Milch und vielen Milchprodukten enthalten. Um beschwerdefrei leben zu können, müssen Betroffene Milch und Milchprodukte reduzieren, weil sie nur kleine Mengen davon vertragen. Oder Sie greifen auf laktosefreie Milchprodukte zurück. Wenn Sie vermuten, dass Milch oder Joghurt Ihre Beschwerden verursacht, sollten Sie eine eindeutige Diagnose stellen lassen. Mit einem einfachen Atemtest lässt sich eine Laktose-Intoleranz feststellen. Ärzte mit Schwerpunkt Magen-Darm-Erkrankungen (Gastroenterologie) oder Internisten führen diesen Test durch.

Fructose-Malabsorption

Auch eine Fructose-Malabsorption kann sich mit Durchfällen und Blähungen bemerkbar machen. Bei dieser Erkrankung wird der mit dem Essen aufgenommene Fruchtzucker nicht oder nur in geringer Menge vom Darm aufgenommen, weil das Transportsystem zeitlich befristet nicht so viel verarbeiten kann. Fruchtzucker ist vor allem in Obst, Trockenfrüchten, Fruchtsäften und einigen Gemüsesorten, aber auch in vielen süßen Getränken, Honig oder Süßigkeiten enthalten. Wer an einer Fructose-Malabsorption leidet, muss meist vorübergehend auf Fructose verzichten, kann aber mit der Zeit die Menge wieder bis zu einem individuell verträglichen Maß steigern. Die Fructose-Malabsorption wird ebenfalls mithilfe eines Atemtests diagnostiziert. Nach dem Test haben Sie Gewissheit und müssen nicht unnötig auf viele liebgewonnene Speisen verzichten.

Wichtig: Nicht verwechselt werden sollte die Fructose-Malabsorption mit der hereditären Fructose-Intoleranz. Bei dieser angeborenen schweren Stoffwechselerkrankung muss von Geburt an und lebenslang komplett auf Fructose verzichtet werden. Das ist bei der Fructose-Malabsorption nicht der Fall.

Zöliakie

Auch bei einer Zöliakie treten in vielen Fällen Durchfälle auf. Wer an dieser Erkrankung leidet, verträgt kein Gluten und muss lebenslang konsequent darauf verzichten. Das Getreideeiweiß Gluten ist in Weizen, Dinkel, Hafer, Roggen und Gerste und allen daraus hergestellten Produkten enthalten. Zöliakie ist eine Autoimmunerkrankung. Die Diagnose ist leider nicht so einfach zu stellen wie bei den anderen beiden Lebensmittel-Unverträglichkeiten. Vor allem gilt: Entsprechende Untersuchungen müssen vor Beginn einer Diät,

DARM

also vor einer glutenfreien Ernährungsweise, durchgeführt werden. Einen ersten Hinweis bringt ein Bluttest, bei dem spezielle Antikörper nachgewiesen werden. Der zweite Diagnoseschritt ist eine Darmuntersuchung (Biopsie), bei der ein Stück Darmgewebe auf krankhafte Veränderungen untersucht wird. Bei der Zöliakie gilt: Verzichten Sie nicht auf eigene Faust auf Getreide oder Gluten ohne eine ausführliche Untersuchung.

Die Tabellen in diesem Buch berücksichtigen die genannten Lebensmittel-Unverträglichkeiten nicht. Für jede dieser Erkrankungen gibt es einen speziellen Einkaufs-Ratgeber. Beachten Sie die Buchtipps auf Seite 110.

Reizdarm

Krampfartige Schmerzen, Verstopfung und Durchfall im Wechsel, Blähungen – beim Reizdarm ist vieles möglich. Leider muss die Diagnose »Reizdarm« auch oft herhalten, wenn auf den ersten Blick keine andere Erkrankung festgestellt werden kann. Bestehen Sie bei jeder Art von Darmbeschwerden auf eine umfassende Diagnostik. Vermeiden Sie dabei einen häufigen Arztwechsel, da der nächste behandelnde Arzt wieder von vorne anfangen wird. Erst wenn jede andere Darmerkrankung oder Lebensmittel-Unverträglichkeit ausgeschlossen werden kann und die Beschwerden bleiben, kann – als Ausschlussdiagnostik – wahrscheinlich von einem Reizdarm ausgegangen werden. Leider gibt es für diese Erkrankung keine für alle Betroffene gültige Therapie. Die Behandlung richtet sich nach den Symptomen wie beispielsweise Blähungen oder Durchfall. Dazu kann eine entsprechende Ernährungsweise die Beschwerden weiter lindern. Hier gilt: Auf den Speiseplan kann all das, was Sie gut vertragen.

Darmentzündungen

Morbus Crohn und Colitis ulcerosa sind Erkrankungen, bei denen Teile des Darms entzündet sind. Weil beide Krankheiten einen chronischen Verlauf nehmen, werden sie unter dem Oberbegriff »chronisch entzündliche Darmerkrankungen« zusammengefasst.

Bei Morbus Crohn können an jeder Stelle des Verdauungstrakts Entzündungen und Geschwüre auftreten, von der Mundhöhle bis zum Darmausgang. Am häufigsten sind jedoch der letzte Abschnitt des Dünndarms und der Anfang des Dickdarms betroffen. Symptome sind Schmerzen mit Fieber, starke Durchfälle, Blähungen und oft Gewichtsabnahme.

Die Colitis ulcerosa ist gekennzeichnet durch Geschwüre im Dickdarm sowie einer Entzündung der Dickdarmschleimhaut. Dabei kann der ganze Darm oder nur Teile davon betroffen sein. Krampfartige Schmerzen und starke, teilweise blutig schleimige Durchfälle kennzeichnen diese Erkrankung. Die Behandlung dieser beiden Erkrankungen gehört in die Hände eines spezialisierten Arztes.

Divertikel und Divertikulitis

Wenn der Dickdarm über Jahre oder Jahrzehnte hinweg einen ballaststoffarmen Speisebrei weiterschieben muss oder jahrelang durch viele Blähungen einem hohen Druck standhält, kann es dort zu kleinen sackartigen Ausstülpungen (Divertikeln) kommen. In diesen Ausstülpungen sammeln sich Stuhlreste und das führt schließlich zu einer Entzündung (Divertikulitis). Diese Erkrankung trifft in der Regel Menschen in höherem Lebensalter, junge sind eher selten betroffen. Meist wird die Erkrankung über längere

DARM

Zeit nicht bemerkt. Erst wenn ganz plötzlich sehr starke Schmerzen im Unterbauch auftreten, oft verbunden mit Fieber, Übelkeit und Erbrechen, zeigt sich, dass etwas nicht stimmt.

Darmkrebs

Darmkrebs ist eine der häufigsten Krebserkrankungen in Mitteleuropa. Zu Beginn der Erkrankung treten fast keine Beschwerden auf, deshalb wird die Diagnose oft sehr spät gestellt. Symptome wie Durchfall, Blähungen oder Verstopfung können auch auf viele andere Erkrankungen hinweisen. Wenn sich allerdings Blut zeigt, ist es höchste Zeit, einen Arzt aufzusuchen. Nehmen Sie deshalb regelmäßige Vorsorgeuntersuchungen wahr. Bei der Entstehung von Darmkrebs kommt der Ernährung eine große Bedeutung zu. Viele Studien zeigen, dass Menschen, die reichlich rotes Fleisch (wie beispielsweise Schweine- oder Rindfleisch) und wenig Ballaststoffe zu sich nehmen, ein höheres Risiko haben, an Darmkrebs zu erkranken. Im Gegenzug gibt es Hinweise darauf, dass ein Speiseplan mit viel Gemüse und Fisch das Risiko für eine Darmkrebserkrankung senkt.

Ernährungs-Tipps

Es gibt keine Magen-Darm-Kost, die bei allen Beschwerden gleichermaßen hilft und allen Betroffenen Linderung verschafft. Was gegen Verstopfung hilft, ist schlecht bei Durchfall und umgekehrt. Jede Erkrankung hat ihre Besonderheiten, aber allen Ernährungsempfehlungen gemeinsam ist, dass der Speiseplan möglichst abwechslungsreich sein sollte und genügend Energie sowie alle wichtigen Nährstoffe enthält. Gleichzeitig werden die Lebensmittel ausgeschlossen, die Beschwerden oder Unverträglichen auslösen.

Leicht und trotzdem vollwertig

»Leicht und trotzdem vollwertig«, das ist die Devise bei den meisten Magen-Darm-Beschwerden. Konkret bedeutet das, die Speisen und Getränke sowie Zubereitungsarten zu meiden, die üblicherweise nicht oder schlecht vertragen werden. Gleichzeitig darf der Speiseplan nicht zu einseitig werden, da sonst ein Mangel an Nährstoffen entstehen kann. Doch welche Lebensmittel werden üblicherweise gut vertragen?

Wenn Magen oder Darm einfach unpässlich sind, Sie von Völlegefühl, Blähungen oder Magendrücken geplagt werden und nicht so genau wissen, warum, dann sollten Sie sich zunächst aufs Beobachten verlegen. Voraussetzung ist allerdings, dass keine ernsthafte Erkrankung vorliegt. Finden Sie heraus, was guttut und was nicht. Das gleicht manchmal einer Detektivarbeit, der Aufwand lohnt sich aber bestimmt.

Führen Sie Tagebuch

Ein Ernährungs- und Beschwerdetagebuch kann Ihnen dabei helfen. Notieren Sie mindestens eine Woche lang, was Sie essen und trinken, was Sie dabei tun, wie Sie sich bei und nach dem Essen fühlen und welche Beschwerden auftreten. Bald werden Sie Zusammenhänge erkennen und können dann Ihre Ernährung entsprechend umstellen. Sie können sich dabei auch von einer Ernährungsfachkraft (Ernährungsberater oder Ernährungstherapeut) helfen lassen. Adressen für Ansprechpartner finden Sie auf Seite 111.

Genießen ist in

Für das Wohlbefinden ist es nicht nur wichtig, was gegessen, sondern auch wie etwas gegessen wird. Magen und Darm reagieren beispielsweise sehr empfindlich auf hastiges Essen. Denn dabei wird viel Luft geschluckt, was zu Blähungen führen kann. Wenn eine Mahlzeit nur nebenbei

---

TIPP

Leicht und vollwertig auf einen Blick

Das bekommt Ihnen:

- ▌ schonend zubereitete Speisen: gedünstet, gegrillt, im Dampf oder in Folie gegart
- ▌ leicht verdauliche Lebensmittel wie leichtes Gemüse (gegart), Milchprodukte, sanft geschmortes Fleisch, gedünsteter Fisch, Kartoffeln

Das sollten Sie meiden:

- ▌ voluminöse und große Mahlzeiten
- ▌ blähende und schwer verdauliche Lebensmittel wie Kohl, Hülsenfrüchte, Zwiebeln, frisches Brot
- ▌ grobes Vollkornbrot
- ▌ frittierte, stark gebratene, panierte Speisen

---

verschlungen wird und das Kauen eher sparsam ausfällt, dann haben die Verdauungsorgane deutlich mehr Arbeit. Vielleicht erinnern Sie sich: Die Verdauung beginnt im Mund. Die erste Aufspaltung der Nährstoffe übernehmen Enzyme des Speichels. Wer kaum kaut, lässt sich diese Verdauungshilfe entgehen. Gewöhnen Sie sich an, Ihre Bissen bewusst zu kauen. Legen Sie ruhig mal das Besteck aus der Hand, bevor Sie den nächsten Bissen in den Mund schieben. Sie schmecken Ihr Essen viel intensiver, werden meist früher satt und muten Ihrem Magen-Darm-Trakt weniger zu. Dadurch beugen Sie Gewichtsproblemen vor und entlasten die Verdauungsarbeit im Magen und Darm. Nehmen Sie sich Zeit fürs Essen, wann immer es geht. Ein schön gedeckter Tisch, die Gesellschaft von lieben Menschen und genügend Zeit und Ruhe lässt fast jede Mahlzeit zu einer bekömmlichen Mahlzeit werden.

Sodbrennen – das hilft

Gegen Sodbrennen gibt es gut wirksame Medikamente, die Ihnen Ihr Arzt verordnen kann. Mit Ihrer Ernährungsweise können Sie jedoch darüber hinaus noch dazu beitragen, die Beschwerden zu lindern oder gar nicht erst entstehen zu lassen. Das hilft:

- Wenn Sie übergewichtig sind, versuchen Sie abzunehmen.
- Trinken Sie nach Möglichkeit nur wenig Alkohol.
- Bevorzugen Sie leicht bekömmliche und verdauungsfreundliche Speisen: gedünstetes Gemüse, Suppen und kleine – nicht zu scharf angebratene Fleisch- oder Fischportionen.
- Meiden Sie säurehaltige Getränke wie Orangensaft, Früchtetees oder säurereichen Wein.

- Ihre Getränke sollten möglichst Raumtemperatur haben, denn zu Heißes oder zu Kaltes kann Magensäure locken.
- Verzichten Sie auf Süßigkeiten.
- Milch lindert die Beschwerden nur kurzfristig. Das in der Milch enthaltene Kalzium regt die Säureproduktion im Magen an, sodass später die Beschwerden verstärkt werden.
- Kauen Sie hin und wieder ein paar Nüsse oder Mandeln, überschüssige Säure wird gebunden und die Beschwerden lassen nach.

Wenn der Magen rebelliert

Fasten – also kurzfristiger Nahrungsverzicht – hilft bei akuten Beschwerden meist am besten. Wenn Sie dazu noch ungesüßten Tee trinken, beruhigt sich der Magen meist bald.

Akute Gastritis

Bei einer akuten Magenschleimhautentzündung (Gastritis) ist die erste Maßnahme, die Auslöser der Erkrankung zu verbannen. Wer akute und starke Beschwerden hat, möchte vielleicht einen oder zwei Tage auf Nahrung verzichten, aus medizinischen Gründen ist dies jedoch nicht erforderlich. Versuchen Sie reichlich zu trinken, am besten ungesüßten Tee, Mineralwasser ohne Kohlensäure oder eine leichte Gemüse- oder Fleischbrühe. Je nach Verträglichkeit sind leicht bekömmliche Gemüse-Kartoffel-Suppen, gedünstetes Gemüse, gekochter Reis oder Zwieback gut geeignete Nahrungsmittel. Wenn die Beschwerden abklingen, können Sie schrittweise zu einer normalen Ernährung übergehen, schwer verdauliche und blähende Speisen sollten Sie aber noch eine Weile meiden.

Chronische Gastritis

Die chronische Gastritis ist ein Fall für leichte Kost. Konkret bedeutet das, was gut vertragen wird, ist auch erlaubt. Die Tabellen ab Seite 48 zeigen Ihnen, welche Lebensmittel leicht und gut bekömmlich sind. Kaffee wird wegen der Röststoffe oft nicht vertragen, eine »magenschonende« Sorte könnte jedoch einen Versuch wert sein. Scharfe Speisen und Alkoholisches sollten Sie in jedem Fall meiden.

Was hilft bei Durchfall?

Blähungen, Durchfall, Verstopfung, das sind die häufigsten Darmbeschwerden. Speziell für diese Symptome sind unsere Einkaufs-Tabellen zusammengestellt. Auf den folgenden Seiten finden Sie zusätzlich Beispiele und konkrete Tipps, zunächst zum Durchfall.

Viel trinken!

Eine spezielle Diät ist bei akutem Durchfall nicht nötig. Bei gleichzeitigem Erbrechen kann es sinnvoll sein, einen oder zwei Tage auf feste Nahrung zu verzichten. Trinken ist jedoch lebensnotwendig, und zwar so viel wie möglich. Denn der Flüssigkeitsverlust muss unbedingt ausgeglichen werden. Geeignet sind ungesüßter Tee (z.B. Pfefferminze, Kamille, schwarzer oder grüner Tee) und Mineralwasser ohne Kohlensäure. Auch gesalzene Gemüse- und Fleischbrühe sind empfehlenswert, sie wirken dem Elektrolytverlust (Mineralstoffverlust) entgegen. Gezuckerte Getränke sind nicht empfehlenswert, sie können den Durchfall verschlimmern. Die früher häufig empfohlene Cola-Salzstangen-Diät ist aus heutiger Sicht ungeeignet. Gegen Salzstangen ohne Cola spricht allerdings nichts. Gut geeignet bei Durchfall sind beispielsweise geriebener, ungeschälter Apfel, gekochter Reis, Haferbrei (mit Wasser), Zwieback oder gekochte Karotten. Essen Sie nur, was Ihnen bekommt! Kaffee, Alkohol, stark gewürzte und blähende Speisen sollten gemieden werden. Bei länger anhaltendem Durchfall sollten Sie unbedingt einen Arzt aufsuchen.

Die Darmflora regenerieren

Bei Durchfall ist oft die Darmflora ein wenig aus dem Gleichgewicht gekommen. Ihr Arzt kann Ihnen Medikamente, beispielsweise bestimmte Darmbakterien, empfehlen, um wieder ein Gleichgewicht herzustellen. Mit Ihrem Speiseplan können Sie zusätzlich etwas für Ihre Darmflora tun. Gemüse und fein gemahlene Getreideprodukte können eine positive Wirkung haben. Die darin enthaltenen Ballaststoffe binden Wasser und können so den Stuhl etwas eindicken. Gleichzeitig sind sie eine Nahrungsquelle für die »guten« Dickdarmbakterien. Gemüse enthält darüber hinaus reichlich Kalium. Dieser Mineralstoff geht bei längerem Durchfall oft in erhöhtem Maße verloren. Außerdem empfehlenswert sind Sauermilchprodukte, besonders Naturjoghurt. Spezielle probiotische Joghurts können ebenfalls von Nutzen sein. Einige wissenschaftliche Untersuchungen belegen, dass sie für eine gesunde Darmflora sorgen können. Bevorzugen Sie Produkte ohne Früchte und ohne Zucker, denn manche Obstsorten können den Durchfall verstärken. Dazu kommt, dass Fruchtjoghurts fast immer sehr zuckerreich sind und teilweise mit Fruchtzucker oder Zuckeraustauschstoffen gesüßt sind. Beide Süßungsmittel können Durchfälle hervorrufen.

So verschwindet Verstopfung

Die beiden wichtigsten Maßnahmen bei Verstopfung sind: Viel trinken und reichlich Lebensmittel mit Ballaststoffen verzehren. Ballaststoffe sind unverdauliche Pflanzenfasern und daher nur in pflanzlichen Lebensmitteln zu finden. Wenn sie fehlen, fehlt dem Darm die Füllung und er hat zu wenig Masse, die transportiert werden kann. Die Deutsche Gesellschaft für Ernährung (DGE) empfiehlt, täglich mindestens 30 Gramm Ballaststoffe aufzunehmen. Mit dem richtigen Speiseplan ist das leicht zu schaffen. Eine ausreichende Flüssigkeitszufuhr ist wichtig, damit die Ballaststoffe aufquellen können.

Ausreichend Flüssigkeit

Nehmen Sie jeden Tag mindestens zwei Liter Flüssigkeit zu sich. Am besten stillen Sie Ihren Durst mit Wasser oder Kräutertee. Nur mit reichlich Flüssigkeit können die Ballaststoffe ihre Wirkung entfalten. Ein Glas Wasser auf nüchternen Magen getrunken, bringt in vielen Fällen den Darm gleich morgens in Schwung. Der Genuss eines sulfatreichen Mineral- oder Heilwassers kann ebenfalls ein probates Mittel gegen Verstopfung sein. Um eine gute Wirkung zu erzielen, sollte das Wasser mindestens 1200 mg Sulfat pro Liter enthalten.

Gemüse und Obst

Essen Sie viel Gemüse, am besten drei Portionen pro Tag, dazu noch zwei Portionen Obst. Faustregel: eine Portion ist ungefähr eine Hand voll.

Hülsenfrüchte

Linsen, Bohnen und Erbsen sind ebenfalls tolle Ballaststoff-Lieferanten. Gleichzeitig liefern Hülsenfrüchte wertvolles pflanzliches Eiweiß. Leider sind diese Lebensmittel für Menschen mit empfindlichem Darm manchmal nicht so gut geeignet, denn sie können für Blähungen sorgen. Rote Linsen oder Tiefkühlprodukte sind oft besser verträglich.

Trockenfrüchte

Vor allem getrocknete Pflaumen haben eine leicht abführende Wirkung. Über Nacht eingeweicht und am besten nüchtern oder zum Frühstück verzehrt können Sie bei Verstopfung helfen. Grund für die Wirksamkeit ist der reichlich enthaltene Fruchtzucker. Wer unter einer Fruchtzucker-Unverträglichkeit leidet, muss bei Trockenfrüchten allerdings sehr vorsichtig sein.

Sauermilchprodukte

Joghurt, Dickmilch oder Buttermilch können für eine gesunde Darmflora sorgen und so die Verdauung ankurbeln. Ob probiotische Joghurts besser helfen, ist nicht eindeutig bewiesen. Für eine bessere Verdauung sorgt eigentlich jeder Joghurt, Hauptsache Sie verzehren ihn regelmäßig.

Vollkornprodukte

Vollkornbrot, Müsli, Naturreis, ungeschälte Hirse – in diesen Lebensmitteln stecken ebenfalls reichlich Ballaststoffe. Zum Vergleich: Ein Vollkornbrötchen enthält etwa 3,5 Gramm Ballaststoffe, ein Brötchen aus Weißmehl nur 1,5 Gramm.

Besonders ballaststoffreiche Lebensmittel

Lebensmittel, Portionsgröße	Ballaststoffe (g/Portion)
Johannisbeeren, Himbeeren, 150 g	10
Hirse, 60 g	8
Vollkornnudeln, 80 g	8
Möhren, 200 g	7
Paprikaschoten, 150 g	5
Vollkornbrot, 50 g	4
getrocknete Pflaumen, 30 g	3
Haferflocken, 30 g	3
Mandeln, 20 g	3
Orangen, 150 g	3
Roggenbrötchen, 50 g	3

Leinsamen und Weizenkleie

Beides enthält sehr viele Ballaststoffe, die im Darm aufquellen und die Verdauung anregen können, sofern gleichzeitig genügend Flüssigkeit zur Verfügung steht. Deshalb müssen Sie sehr viel trinken, wenn Sie diese Produkte zu sich nehmen. Faustregel: Pro Esslöffel Leinsamen oder Kleie mindestens 1 großes Glas Wasser trinken. Ist die Flüssigkeitsmenge zu gering, können die Stoffe nicht wirken und im schlimmsten Fall sogar einen Darmverschluss herbeiführen.

Blähungen vermeiden

Leider kann eine ballaststoffreiche Kost, vor allem wenn die Ballaststoffe hauptsächlich aus grobem Vollkornbrot und Getreideprodukten stammen, unangenehme Blähungen verursachen. Wenn Sie davon betroffen sind, müssen Sie versuchen, die richtige Balance zu finden. Sind zu wenige

ERNÄHRUNGS-TIPPS

Ballaststoffe auf dem Speiseplan, kann es zu Verstopfung kommen. Wenn der Anteil zu hoch ist und insbesondere blähungsfördernde Ballaststoffe überwiegen, können Blähungen drohen. Wichtig zu wissen: Es gibt ganz unterschiedliche Ballaststoffe, manche sind eher sanft und leichter bekömmlich, andere wiederum sind von der kräftigen Sorte und sorgen bei empfindlichen Menschen für starke Beschwerden. Wer zu Blähungen neigt, sollte »sanfte« Ballaststoffe bevorzugen, wie sie in leicht verdaulichem Gemüse (z. B. Fenchel, Karotten), Beeren, Kartoffeln oder fein gemahlenem Getreide zu finden sind.

Unsere Einkaufs-Tabellen ab Seite 48 helfen Ihnen bei der Auswahl geeigneter Speisen. Bitte beachten Sie, dass auch die Kombination der Lebensmittel in einer Mahlzeit eine wichtige Rolle bei der Verträglichkeit spielt. Der Verzehr einer großen Salatplatte ohne weitere Beilagen verursacht eher Blähungen als eine Salatplatte, zu der noch ein Schnit-

TIPP

Vollkornbrot – gesund, aber nicht immer verträglich

Brot aus vollem Korn liefert reichlich Ballaststoffe und bringt damit einen trägen Darm in Schwung. Außerdem enthält das ganze Getreidekorn noch viele Vitamine und Mineralstoffe. Doch Brot mit groben Körnern liegt schwer im Magen und ist häufig schuld an Blähungen oder Völlegefühl. Leichter verträglich ist das Brot, wenn das Getreide fein gemahlen ist. Verzehren Sie Vollkornbrot möglichst nicht ganz frisch, nach einem Tag Lagerung ist es bekömmlicher. Sauerteig- und Backfermentbrote sind für einen empfindlichen Darm manchmal besser geeignet als Hefebrote.

zel mit Sauce oder eine Portion Schafskäse gegessen wird. Denn wenn eiweiß- und fetthaltige Lebensmittel gleichzeitig mit ballaststoffreichen und vielleicht blähenden Speisen verzehrt werden, sind die Auswirkungen auf den Darm meist geringer. Kaffee, schwarzer Tee und Alkohol regen die Eigenbewegung des Darms an. Für empfindliche Menschen kann das unangenehme Folgen haben.

Das sollten Sie meiden

- frisches Gebäck, vor allem Hefegebäck
- grobes Vollkornbrot, vor allem mit hohem Roggenanteil
- größere Mengen rohes Gemüse und Obst
- üppige Portionen
- kohlensäurehaltige Getränke (Wasser, Limo, Cola)
- Kaffee, schwarzer Tee und Alkohol

ERNÄHRUNGS-TIPPS

Richtig einkaufen

Bestimmt ist Ihnen das auch schon passiert: Sie wollten nur eine Flasche Milch und ein paar Äpfel einkaufen und kommen mit einer ganzen Tasche voller Leckereien nach Hause. Supermarktbetreiber und Lebensmittelhersteller versuchen uns durch eine Reihe von Tricks dazu zu bewegen, erstens mehr und zweitens andere Dinge zu kaufen, als wir vorhatten. Gute Planung hilft, um zumindest einige der vielen Einkaufsfallen zu umgehen. Wo Sie einkaufen, spielt übrigens keine Rolle. Discounter, Supermarkt, Reformhaus oder Bioladen – überall gibt es gute, gesunde und bekömmliche Lebensmittel.

Ein Blick aufs Etikett

Die meisten Lebensmittel sind heute verpackt. Glücklicherweise muss keiner »die Katze im Sack kaufen«. Der Gesetzgeber schreibt genau vor, was auf dem Etikett stehen muss.

Die wichtigsten Angaben sind:
- die genaue Bezeichnung des Produkts
- Name und Anschrift des Herstellers
- das Mindesthaltbarkeitsdatum
- die enthaltene Menge
- ein Verzeichnis der Zutaten

Nährstoffe im Detail

Die meisten Hersteller von Lebensmitteln informieren inzwischen sehr genau über den Nährstoffgehalt ihrer Produkte. Auf den Etiketten finden Sie deshalb oft exakte Angaben über den Gehalt an Kalorien bzw. Joule, Fett, Eiweiß, Kohlenhydraten, Zucker, gesättigten Fettsäuren,

Ballaststoffen und Salz pro 100 Gramm des Lebensmittels und teilweise auch pro Portion eines Lebensmittels. Für Sie interessant sind besonders der Ballaststoffgehalt und der Fettgehalt. Ein Lebensmittel, das viele Ballaststoffe enthält, kann bei empfindlichen Menschen Blähungen hervorrufen. Leider lässt sich nicht pauschal sagen, wie viele Ballaststoffe gut vertragen werden und ab welcher Menge Blähungen zu erwarten sind. Sie müssen selbst austesten, was Ihnen guttut. Die Angaben auf dem Etikett helfen Ihnen jedoch dabei. Sehr fettreiche Produkte können lange im Magen liegen und so Beschwerden verursachen. Deshalb hilft Ihnen die Angabe des Fettgehalts, um schwer Verdauliches ausfindig zu machen.

TIPP

Einkaufen mit Plan

▮ Gute Planung spart Zeit und Geld. Machen Sie einen Speiseplan für die Woche und schreiben einen Einkaufszettel. So haben Sie stets im Blick, was Sie wirklich benötigen.

▮ Meist muss der Einkauf schnell gehen. Planen Sie jedoch hin und wieder etwas mehr Zeit ein und studieren Sie dann die Etiketten Ihrer bevorzugten Lebensmittel. Vergleichen Sie die Zutatenlisten ähnlicher Produkte.

▮ Kaufen Sie saisonal und regional ein. Obst und Gemüse sind, wenn sie in der Nähe reif geerntet werden, preiswerter und besser im Geschmack.

▮ Gehen Sie nicht hungrig zum Einkaufen. Ein knurrender Magen verleitet zu allerlei Käufen, die nicht auf der Einkaufsliste stehen und meist auch nicht gebraucht werden.

▮ Greifen Sie so oft wie möglich zu frischen, einfachen und unverarbeiteten Lebensmitteln.

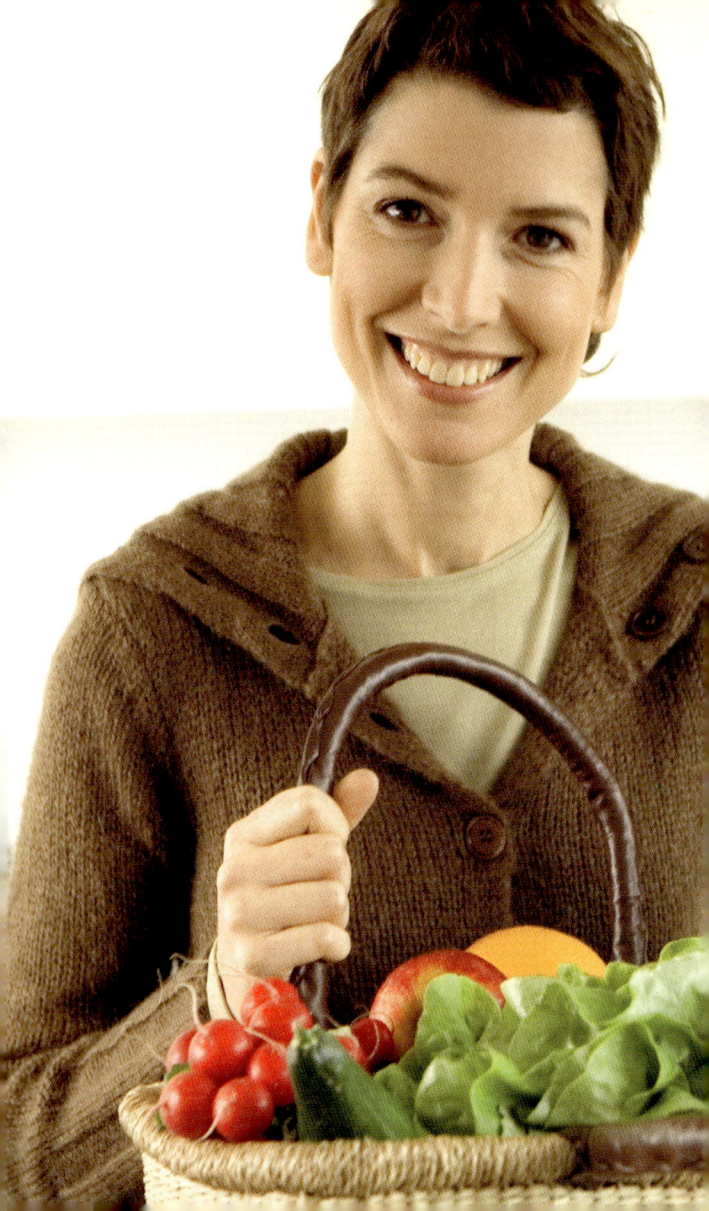

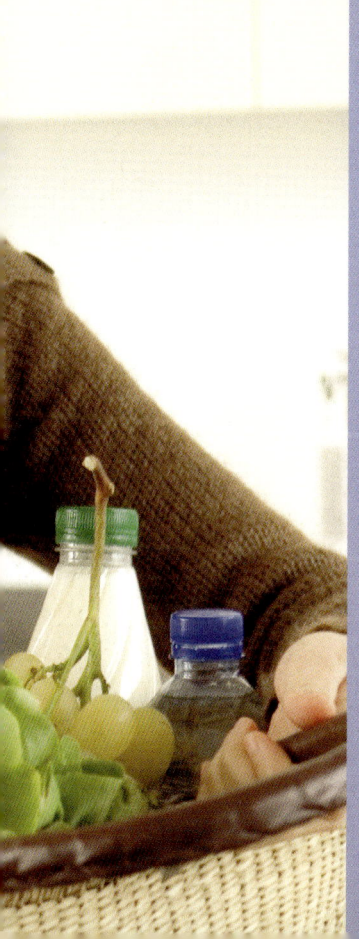

Einkaufs-Tabellen

In den folgenden Einkaufs-Tabellen finden Sie über 700 Lebensmittel und Getränke. Die übersichtliche Bewertung zeigt Ihnen schnell, ob ein Produkt für Sie geeignet oder eher ungeeignet ist. Berücksichtigt wurden die Beschwerden Blähungen und Verstopfung sowie der Schonfaktor einer Speise. Die Lebensmittel sind nach Produktgruppen eingeteilt, sodass Sie beim Einkauf schnell fündig werden.

So lesen Sie die Tabellen

Erkrankungen des Verdauungstrakts gehen oft mit wechselnden Beschwerden einher, das heißt, Betroffene leiden manchmal unter Durchfall, ein anderes Mal unter Verstopfung oder Blähungen. Es ist nicht sinnvoll, bei wechselnden Symptomen die Lebensmittel entsprechend der akuten Beschwerdelage auszuwählen. Wichtiger ist es, die Grunderkrankung und Hauptursache für die Beschwerden zu finden und die Ernährungsweise daran anzupassen. Berücksichtigen Sie bitte, dass manche Lebensmittel für sich allein und einzeln verzehrt weniger verträglich sind, als in Kombination mit anderen. Es hat sich gezeigt, dass besonders ballaststoffreiche Lebensmittel, die häufig Blähungen verursachen, besser vertragen werden, wenn sie zusammen mit anderen Speisen verzehrt werden.

Die Lebensmittelindustrie bietet eine so große Fülle an Produkten an, dass es unmöglich ist, in einem solchen Einkaufsführer alle zu nennen. Das vorliegende Buch soll Ihnen Hilfe und Anregung bei der Lebensmittelauswahl bieten, kann aber das Lebensmittelangebot auf keinen Fall vollständig darstellen. Die genannten Produkte sind als Beispiele zu verstehen und nicht zu Werbezwecken aufgeführt. Falls Sie Ihre Lieblingsprodukte nicht finden, studieren Sie bitte das Etikett und lesen Sie die Zutatenliste. Ab Seite 40 finden Sie ausführliche Informationen zu den Angaben auf den Etiketten. Informieren Sie sich über die Inhaltsstoffe, dann können Sie viele Produkte leicht selbst beurteilen.

Die Bewertung

Das Essen und Trinken bei Magen-Darm-Erkrankungen muss meist auf die ganz individuelle Verträglichkeit abgestimmt werden. Dennoch gibt es einige allgemeingültige Regeln, Erfahrungswerte und wissenschaftlich überprüfte Erkenntnisse. Diese wurden in den folgenden Tabellen berücksichtigt. Damit die Tabellen für möglichst viele Betroffene nützlich sind, wurden alle Lebensmittel hinsichtlich ihrer Verträglichkeit bei den Beschwerden Verstopfung und Blähungen unter die Lupe genommen. Für diese beiden Symptome werden die Lebensmittel extra bewertet. Darüber hinaus gibt es die Spalte »Schonfaktor«. In dieser Rubrik wird angegeben, wie sich die Lebensmittel und Produkte bei Reizmagen oder Reizdarm eignen. Die Einzelbewertungen fließen in die Gesamtbewertung mit ein. Darüber hinaus berücksichtigt die Gesamtbewertung auch die Eignung des Lebensmittels als Bestandteil einer gesunden und ausgewogenen Ernährungsweise.

Gesamtbewertung – erste Spalte

🟢 Verdauungsfreundliche und gut bekömmliche Lebensmittel, bei vielen Magen- und Darm-Beschwerden gut geeignet, insgesamt gesundes und empfehlenswertes Lebensmittel oder Produkt.

🟡 Teilweise gut/teilweise weniger gut verträglich. Es kann individuelle Unterschiede geben und die Verträglichkeit ist auch abhängig davon, mit welchen anderen Lebensmitteln kombiniert wird.

🔴 Bei Magen-Darm-Beschwerden nicht oder nur wenig geeignet. Wenn Sie unter Magen- oder Darm-Beschwerden leiden, sollten Sie Lebensmittel mit dieser Bewertung meiden oder deren Verzehr stark einschränken.

Lebensmittel – zweite Spalte

In der zweiten Spalte wird das Lebensmittel genannt. Falls ein spezielles Markenprodukt bewertet wurde, wird der Hersteller ebenfalls aufgeführt. Ist das Produkt nicht im Supermarkt erhältlich, folgt die Angabe, wo man es kaufen/ wie man es beziehen kann:

- (N): Produkte sind im Naturkosthandel/Bioladen zu kaufen.
- (R): Produkte sind im Reformhaus erhältlich.
- (H): Produkte sind über einen Heimlieferservice zu beziehen.

Weitere Abkürzungen:
- F.i.Tr.: Fettgehalt in der Trockenmasse
- TK: Tiefkühlprodukt

Blähungen – dritte Spalte

🟢 Gut bekömmliche Lebensmittel, die nur in sehr seltenen Fällen Blähungen verursachen.

🟡 Teilweise gut/teilweise weniger gut bekömmlich. Es kann individuelle Unterschiede geben und die Verträglichkeit ist auch abhängig davon, mit welchen anderen Lebensmitteln kombiniert wird.

🔴 Bei Blähungen nicht oder nur wenig geeignet. Wer häufig unter Blähungen leidet, sollte diese Lebensmittel meiden oder deren Verzehr stark einschränken.

Verstopfung – vierte Spalte

🟢 Geeignet, um Verstopfung vorzubeugen oder entgegenzuwirken.

🟡 Neutral im Hinblick auf Verstopfung, d.h. weder eine vorbeugende noch eine begünstigende Wirkung.

● Nicht geeignet, um Verstopfung vorzubeugen oder entgegenzuwirken. Lebensmittel und Produkte mit dieser Bewertung können bei häufigem Verzehr eine Verstopfung begünstigen. Das gilt insbesondere dann, wenn auf Ihrem Speiseplan gleichzeitig nur wenige sehr gut bewertete Lebensmittel stehen und Sie kaum oder gar nicht körperlich aktiv sind.

Schonfaktor – fünfte Spalte

● Verdauungsfreundlich und gut bekömmlich, gut geeignet bei Magen- und Darmbeschwerden.

● Teilweise gut/teilweise weniger gut bekömmlich. Es kann individuelle Unterschiede geben und die Verträglichkeit ist auch abhängig davon, mit welchen anderen Lebensmitteln kombiniert wird.

● Generell nicht gut bekömmlich, löst bei den meisten Menschen, die unter Magen-Darm-Beschwerden leiden, Blähungen oder andere Beschwerden aus. Lebensmittel mit dieser Bewertung sollten von Menschen mit Reizdarm eher gemieden oder nur in geringen Mengen verzehrt werden.

Getränke

Wasser ist das beste Getränk, damit sollten Sie Ihren Durst löschen. Bei Beschwerden des Magen-Darm-Trakts sind stille Wässer ohne oder mit ganz wenig Kohlensäure am besten geeignet. Auch Kräutertees sind empfehlenswert. Viele Kräuter entfalten eine wohltuende und heilende Wirkung bei Magen- und Darm-Beschwerden. Früchtetees können wegen ihres Säuregehalts Sodbrennen

EINKAUFS-TABELLEN

verursachen, auch Schwarztee wird nicht immer vertragen. Kaffee kann ebenfalls Sodbrennen hervorrufen, außerdem regt er die Darmtätigkeit an. Empfindliche Menschen können deshalb nach Kaffeekonsum unter Blähungen leiden. Dasselbe gilt für Alkohol.

Alkoholfreie Getränke

Bewertung	Lebensmittel	Blähungen	Verstopfung	Schonfaktor
🔴	Apfelsaft	🔴	🟢	🔴
🔴	Colagetränke	🔴	🟡	🔴
🔴	Colagetränke, light oder zuckerfrei	🔴	🟡	🔴
🔴	Eistee	🔴	🟡	🔴
🔴	Energy Drink	🔴	🟢	🔴
🟡	Fruchtsaftschorle	🟡	🟢	🟡
🔴	Früchtetee	🟡	🟢	🔴
🟢	Gemüsebrühe	🟢	🟢	🟢
🟡	Gemüsesaft	🔴	🟢	🟡
🟢	Getreidekaffee	🟡	🟢	🟢
🔴	Kaffee, schwarz	🔴	🟡	🔴
🔴	Kaffee mit Milch	🔴	🟡	🔴
🟢	Kräutertee	🟢	🟢	🟢
🟡	Latte macchiato	🔴	🟡	🔴
🔴	Limonade	🔴	🟡	🔴
🔴	Limonade, light oder zuckerfrei	🔴	🟡	🔴
🟢	Mineralwasser, still	🟢	🟢	🟢
🔴	Mineralwasser, spritzig (mit Kohlensäure)	🔴	🟢	🔴
🟡	Möhrensaft	🟡	🟢	🟡

Bewertung	Lebensmittel	Blähungen	Verstopfung	Schonfaktor
(rot)	Orangennektar	(rot)	(grün)	(rot)
(gelb)	Orangensaft	(gelb)	(grün)	(rot)
(gelb)	Tee, grün	(gelb)	(gelb)	(gelb)
(rot)	Tee, schwarz	(gelb)	(rot)	(rot)
(gelb)	Tomatensaft	(gelb)	(grün)	(rot)
(rot)	Traubensaft	(gelb)	(gelb)	(gelb)

Alkoholische Getränke

Bewertung	Lebensmittel	Blähungen	Verstopfung	Schonfaktor
(gelb)	Bier	(rot)	(gelb)	(rot)
(gelb)	Bier, alkoholfrei	(rot)	(gelb)	(rot)
(rot)	Bier-Mixgetränke (z. B. Bier mit Limo)	(rot)	(gelb)	(rot)
(rot)	Cognac, Weinbrand	(rot)	(gelb)	(rot)
(rot)	Eierlikör	(rot)	(gelb)	(rot)
(rot)	Glühwein	(rot)	(gelb)	(rot)
(rot)	klare Branntweine	(rot)	(gelb)	(rot)
(gelb)	Malzbier	(rot)	(gelb)	(rot)
(gelb)	Rotwein	(rot)	(gelb)	(rot)
(rot)	Rum	(rot)	(gelb)	(rot)
(gelb)	Sekt, Champagner	(rot)	(gelb)	(rot)
(gelb)	Sherry	(rot)	(gelb)	(rot)
(rot)	Starkbier	(rot)	(gelb)	(rot)
(gelb)	Weinschorle	(rot)	(gelb)	(rot)
(gelb)	Weißwein, trocken	(rot)	(gelb)	(rot)
(rot)	Whiskey	(rot)	(gelb)	(rot)

EINKAUFS-TABELLEN

49

Gemüse, Obst, Pilze und Nüsse

Obst und Gemüse liefern wertvolle Mineralstoffe, Vitamine und Ballaststoffe und gleichzeitig nur wenige Kalorien. Deshalb gelten diese Lebensmittel auch als besonders gesund und empfehlenswert. Wer Probleme mit Magen oder Darm hat, insbesondere Blähungen, muss bei Gemüse und Obst manchmal vorsichtig sein. »Milde« Sorten wie Fenchel, Möhre, Kürbis, Pastinake oder Zucchini sind, insbesondere gedünstet oder blanchiert, auch für sehr empfindliche Menschen geeignet. Gemüse aus der Zwiebelfamilie und viele Kohlsorten sind eher schwer verdaulich und können bei einem empfindlichen Magen oder Darm Beschwerden auslösen. Bei Gemüse sind die individuellen Unterschiede bei der Verträglichkeit sehr groß. Testen Sie, am besten mithilfe eines Ernährungstagebuchs, was Ihnen gut bekommt. Generell gilt, wenn Sie Gemüse oder Salat ohne Beilagen essen, ist die Bekömmlichkeit geringer als innerhalb einer Mahlzeit zusammen mit einer Sauce und Fleisch oder Fisch. Bei Blähungen, Völlegefühl oder wenn Schonung angesagt ist, gilt: gekocht ist besser als roh und gut gekaut, ist halb verdaut.

Frisches Gemüse, Kräuter und Blattsalat

Bewertung	Lebensmittel	Blähungen	Verstopfung	Schonfaktor
🟢	Aubergine	🟢	🟢	🟢
🟢	Blattsalat (z. B. Kopf-, Eichblatt-, Eisbergsalat)	🟢	🟢	🟡
🟢	Bleichsellerie (Staudensellerie)	🟢	🟢	🟢
🟡	Blumenkohl	🟡	🟢	🟡
🟡	Bohnen, grüne	🟡	🟢	🟡

Bewertung	Lebensmittel	Blähungen	Verstopfung	Schonfaktor
🟡	Brokkoli	🟡	🟢	🟡
🟢	Chicorée	🟢	🟢	🟢
🟡	Chinakohl	🟡	🟢	🟡
🟡	Erbsen, grüne	🟡	🟢	🟢
🟢	Feldsalat	🟢	🟢	🟡
🟢	Fenchel	🟢	🟢	🟢
🟡	Grünkohl	🔴	🟢	🔴
🟡	Gurke	🟡	🟢	🟡
🟡	Knoblauch	🟡	🟢	🔴
🟡	Knollensellerie	🟡	🟢	🟢
🟡	Kohlrabi (junger Frühlingskohlrabi)	🟡	🟢	🟡
🟡	Kohlrabi (kräftiger Herbstkohlrabi)	🔴	🟢	🔴
🟢	Kresse	🟢	🟢	🟡
🟢	Küchenkräuter	🟢	🟢	🟢
🟢	Kürbis	🟢	🟢	🟢
🟢	Mangold	🟡	🟢	🟢
🟢	Möhren (Karotten)	🟢	🟢	🟢
🟡	Paprikaschoten	🟡	🟢	🔴
🟢	Pastinake	🟢	🟢	🟢
🟢	Petersilienwurzel	🟢	🟢	🟢
🟡	Porree (Lauch)	🔴	🟢	🔴
🟢	Radicchio	🟢	🟢	🟡
🟡	Radieschen	🟡	🟢	🟡
🟡	Rettich	🔴	🟢	🔴
🟡	Rosenkohl	🔴	🟢	🔴
🟡	Rotkohl	🔴	🟢	🔴

EINKAUFS-TABELLEN

Bewertung	Lebensmittel	Blähungen	Verstopfung	Schonfaktor
🟡	Schnittlauch	🟡	🟢	🟡
🟡	Schwarzwurzeln	🔴	🟢	🟡
🟢	Sojasprossen	🟢	🟢	🟢
🟢	Spargel	🟡	🟢	🟡
🟢	Spinat	🟢	🟢	🟢
🟢	Tomaten	🟢	🟢	🟡
🔴	Topinambur	🔴	🔴	🔴
🟡	Weißkohl	🔴	🟢	🔴
🟡	Wirsing	🔴	🟢	🔴
🟢	Zucchini	🟢	🟢	🟢
🟡	Zuckererbsen	🟡	🟢	🔴
🟢	Zuckermais	🟢	🟢	🟡
🟡	Zwiebeln	🔴	🟢	🔴

Gemüseprodukte, fertige Salate und Tiefkühlgemüse

Bewertung	Lebensmittel	Blähungen	Verstopfung	Schonfaktor
🟢	Blattspinat mit Mozzarella, Iglo	🟢	🟢	🟢
🟡	Bohnensalat, Sauerkonserve	🟡	🟢	🟡
🟢	Buttergemüse, Iglo	🟢	🟢	🟢
🟡	Gewürzgurken, Sauerkonserve	🟡	🟢	🟡
🔴	Gurkensalat	🔴	🟢	🔴
🟡	Kaisergemüse, Bofrost (H)	🟡	🟢	🟡
🔴	Kohlsalat	🔴	🟢	🔴
🟡	Rahm-Kohlrabi, TK	🟢	🟢	🟡

Bewer-tung	Lebensmittel	Blä-hungen	Ver-stopfung	Schon-faktor
🟢	Rahm-Spinat, TK	🟢	🟢	🟢
🟡	Sauerkraut	🔴	🟢	🔴
🟡	Senfgurken, Sauerkon-serve	🟡	🟢	🟡
🟡	Suppengemüse, 10 Sorten, Bofrost (H)	🟡	🟢	🟡
🟡	Suppengemüse mit würziger Brühe, Iglo	🟡	🟢	🟡
🟢	Tomaten, Konserve	🟡	🟢	🟡
🟢	Toskana Mix, Frosta	🟡	🟢	🟢
🟢	Wok Mix, Frosta	🟡	🟢	🟡

Pilze

Bewer-tung	Lebensmittel	Blä-hungen	Ver-stopfung	Schon-faktor
🟡	Austernpilze	🟡	🟢	🟡
🟡	Champignons	🟡	🟡	🟡
🟡	Pfifferlinge	🟡	🟢	🟡
🟡	Shitakepilze	🟡	🟢	🟡
🟡	Steinpilze	🟡	🟢	🟡

Frisches Obst

Bewer-tung	Lebensmittel	Blä-hungen	Ver-stopfung	Schon-faktor
🟡	Ananas	🟡	🟢	🟡
🟡	Apfel	🟡	🟡	🟡
🟡	Aprikosen	🔴	🟢	🔴
🟢	Avocado	🟢	🟢	🟢

EINKAUFS-TABELLEN

53

Bewertung	Lebensmittel	Blähungen	Verstopfung	Schonfaktor
🟢	Banane	🟢	🔴	🟢
🟡	Birne	🟡	🟢	🟡
🟡	Brombeeren	🟡	🟢	🟡
🟡	Clementine	🟡	🟢	🔴
🟡	Erdbeeren	🟢	🟢	🟡
🟡	Feige	🟡	🟢	🟡
🟡	Grapefruit	🟡	🟢	🔴
🟡	Heidelbeeren	🟡	🟢	🟢
🟡	Himbeeren	🟡	🟢	🟡
🟡	Johannisbeeren	🟡	🟢	🟡
🟡	Kaki	🟡	🟢	🟡
🟡	Kirschen	🔴	🟢	🔴
🟢	Kiwi	🟡	🟢	🟡
🟡	Litschi	🟡	🟢	🟡
🟡	Mandarine	🟡	🟢	🔴
🟡	Mango	🟢	🟢	🟡
🟡	Nektarine	🔴	🟢	🔴
🟡	Orange	🟡	🟢	🔴
🟡	Papaya	🟢	🟢	🟡
🟡	Pfirsich	🔴	🟢	🔴
🟡	Pflaumen, Zwetschgen	🔴	🟢	🔴
🟡	Rhabarber	🟡	🟢	🔴
🟡	Stachelbeeren	🟡	🟢	🟡
🟢	Wassermelone	🟢	🟢	🟢
🟢	Weintrauben	🟢	🟢	🟢
🟡	Zitrone	🟡	🟢	🔴

Bewer-tung	Lebensmittel	Blä-hungen	Ver-stopfung	Schon-faktor
🟢	Zuckermelone, Honigmelone	🟢	🟢	🟢

Trockenfrüchte

Bewer-tung	Lebensmittel	Blä-hungen	Ver-stopfung	Schon-faktor
🟡	Aprikosen, getrocknet	🔴	🟢	🟡
🟡	Datteln, getrocknet	🔴	🟢	🔴
🟡	Feigen, getrocknet	🔴	🟢	🔴
🟡	Pflaumen, getrocknet	🔴	🟢	🔴
🟡	Rosinen, Sultaninen	🔴	🟢	🟡

Nüsse und Samen

Bewer-tung	Lebensmittel	Blä-hungen	Ver-stopfung	Schon-faktor
🟢	Cashewkerne	🟢	🟢	🟡
🟢	Erdnüsse	🟢	🟢	🟡
🟢	Haselnüsse	🟢	🟢	🟡
🟢	Kokosnuss	🟢	🟢	🟡
🟢	Kürbiskerne	🟢	🟢	🟡
🟢	Leinsamen	🟢	🟢	🟡
🟢	Macadamianüsse	🟢	🟢	🟡
🟢	Mandeln	🟢	🟢	🟡
🟢	Pinienkerne	🟢	🟢	🟡
🟢	Sesamsamen	🟢	🟢	🟡
🟢	Sonnenblumenkerne	🟢	🟢	🟡
🟢	Walnüsse	🟢	🟢	🟡

EINKAUFS-TABELLEN

Hülsenfrüchte und Sojaprodukte

Bewertung	Lebensmittel	Blähungen	Verstopfung	Schonfaktor
🟡	dicke Bohnen (Saubohnen)	🔴	🟢	🔴
🟡	Erbsen, getrocknet	🔴	🟢	🔴
🟡	Kichererbsen	🔴	🟢	🔴
🟡	Kidney-Bohnen	🟡	🟢	🔴
🟡	Linsen, braune	🔴	🟢	🔴
🟡	Linsen, rote	🟡	🟢	🟡
🟡	Sojabohnen	🔴	🟢	🔴
🟢	Tofu	🟢	🟢	🟢
🔴	weiße Bohnen	🟡	🟢	🔴

Sojagetränke und -joghurt als Milchersatz finden Sie bei den Milchprodukten.

Kartoffeln und Kartoffelprodukte

Bewertung	Lebensmittel	Blähungen	Verstopfung	Schonfaktor
🟢	Backofenkartoffeln	🟢	🟢	🟡
🔴	Bratkartoffeln	🟡	🟢	🔴
🟡	Gnocchi	🟢	🟡	🟡
🔴	Kartoffelecken (frittierte Kartoffelspalten)	🟡	🟢	🔴
🟢	Kartoffelgratin	🟢	🟢	🟡
🟡	Kartoffelklöße aus Knödelpulver, halb und halb	🟡	🟢	🟡
🔴	Kartoffelkroketten	🟢	🟡	🔴
🔴	Kartoffelpuffer	🔴	🟢	🔴
🟢	Kartoffelpüree	🟢	🟡	🟢

Bewer-tung	Lebensmittel	Blä-hungen	Ver-stopfung	Schon-faktor
🟡	Kartoffelsalat mit Essig/Öl und Zwiebeln	🟡	🟢	🔴
🟡	Kartoffelsalat mit Mayonnaise	🟡	🟢	🔴
🟡	Klöße von rohen Kartoffeln	🟡	🟢	🟡
🟢	Pellkartoffeln	🟢	🟢	🟢
🟡	Pommes frites (Backofen)	🟡	🟡	🔴
🔴	Pommes frites (Fritteuse)	🔴	🟡	🔴
🟡	Schupfnudeln	🟡	🟡	🟡

Getreide und was daraus gemacht wird

Getreideprodukte, insbesondere aus dem vollen Korn gelten als besonders gesund. In der Tat enthalten Vollkornprodukte reichlich Ballaststoffe, die gut gegen Verstopfung helfen können. Auch Vitamine und Mineralstoffe sind reichlich vorhanden. Wer einen empfindlichen Magen oder Darm hat, dem bekommen die Ballaststoffe aus Getreide leider nicht besonders gut. Ein Ausweichen auf die Weißmehlvariante ist auch keine gute Lösung. Denn Weißbrot und andere Getreideprodukte aus Auszugsmehl liefern nur Stärke und kaum Mineralstoffe oder Vitamine. Wer zu Blähungen neigt, dem bleibt leider nichts anderes übrig, als sehr sparsam mit Getreideprodukten umzugehen. Fetthaltige Lebensmittel können die Verträglichkeit von Getreide

EINKAUFS-TABELLEN

verbessern, d.h. ein Müsli mit Joghurt oder Sahne, ein Brot mit Wurst oder Käse ist meist besser bekömmlich.

Getreide und Mehl

Bewertung	Lebensmittel	Blähungen	Verstopfung	Schonfaktor
🟡	Buchweizen, ganzes Korn, geschält	🟡	🟢	🟡
🟡	Buchweizen, Grütze	🟡	🟢	🟡
🔴	Gerste	🔴	🟢	🔴
🟡	Gerstengraupen	🟡	🟢	🟡
🔴	Grünkern, ganze Körner	🔴	🟢	🔴
🔴	Hafer	🔴	🟢	🔴
🟡	Haferflocken, kernige	🔴	🟢	🔴
🟡	Haferkleie	🔴	🟢	🔴
🟡	Hirse	🟡	🟢	🟡
🟡	Mais	🟡	🟡	🔴
🟢	Maisgrieß (Polenta)	🟡	🟡	🟡
🟡	Maisstärke	🟡	🔴	🟡
🟡	Quinoa	🟡	🟢	🟡
🟡	Reis, geschält	🟢	🟡	🟡
🟡	Reis, parboiled	🟢	🟡	🟢
🟡	Reis, ungeschält (Naturreis)	🟡	🟢	🟡
🔴	Roggen	🔴	🟢	🔴
🟡	Roggenmehl, Type 815	🟡	🟡	🟡
🔴	Roggenvollkornmehl	🔴	🟢	🔴
🔴	Weizen	🔴	🟢	🔴
🟡	Weizengrieß	🟡	🟡	🟡
🟡	Weizenkeime	🔴	🟢	🔴

Bewertung	Lebensmittel	Blähungen	Verstopfung	Schonfaktor
gelb	Weizenkleie	rot	grün	rot
gelb	Weizenmehl, Type 405	gelb	gelb	gelb
gelb	Weizenvollkornmehl	rot	grün	rot

Brot und Brötchen

Bewertung	Lebensmittel	Blähungen	Verstopfung	Schonfaktor
rot	Baguette, frisch	rot	rot	rot
gelb	Baguette, gelagert	gelb	rot	gelb
rot	Brötchen, hell, ganz frisch	rot	rot	rot
gelb	Fladenbrot	gelb	rot	gelb
grün	Grahambrot	gelb	gelb	gelb
grün	Graubrot	gelb	gelb	gelb
gelb	Graubrot mit Kleie	rot	grün	rot
rot	Knäckebrot (Roggen)	rot	grün	rot
rot	Knäckebrot (Weizen)	rot	grün	rot
rot	Laugengebäck, frisch	rot	rot	rot
rot	Pumpernickel	rot	grün	rot
rot	Roggenbrötchen, frisch	rot	grün	rot
gelb	Roggenmischbrot	gelb	gelb	gelb
rot	Roggenvollkornbrot	rot	grün	rot
gelb	Toastbrot, hell	gelb	gelb	gelb
rot	Vollkornbrot mit Sonnenblumenkern	rot	grün	rot
rot	Vollkornbrötchen	rot	grün	rot
grün	Vollkorntoast	gelb	gelb	gelb
gelb	Weißbrot	gelb	rot	gelb

EINKAUFS-TABELLEN

Bewertung	Lebensmittel	Blähungen	Verstopfung	Schonfaktor
🟢	Weizenvollkornbrot, fein gemahlen	🟡	🟢	🟡
🔴	Weizenvollkornbrot, grob geschrotet	🔴	🟢	🔴

Müsli

Bewertung	Lebensmittel	Blähungen	Verstopfung	Schonfaktor
🟡	Beeren-Müsli, Alnatura	🟡	🟢	🔴
🔴	Clusters Mandel-Nuss, Nestlé	🟡	🟢	🔴
🔴	Cranberry Müsli, Kölln	🔴	🟢	🔴
🟡	Cornflakes	🟡	🟡	🟡
🔴	Fitness Joghurt, Nestlé	🔴	🟡	🔴
🟡	Frischkornmüsli aus geschrotetem Getreide	🔴	🟢	🔴
🟡	Früchte Müsli, Rapunzel (N)	🔴	🟢	🔴
🟡	gebackenes Müsli, Seitenbacher	🟡	🟢	🔴
🟡	Haferfleks mit Kleie »prebiotisch«, Kölln	🔴	🟢	🔴
🟡	Haferflocken, kernige	🔴	🟢	🔴
🟢	Haferflocken, zart	🟢	🟢	🟢
🟡	Knusper Müsli, Rapunzel (N)	🟡	🟢	🔴
🔴	Knusper-Schoko-Müsli, Rewe	🔴	🟢	🔴
🟡	Mehrkornflocken, kernig (Gerste, Hafer, Roggen, Weizen)	🔴	🟢	🔴

Bewertung	Lebensmittel	Blähungen	Verstopfung	Schonfaktor
🔴	Krunchy Honig, Barnehouse (N)	🟡	🟢	🔴
🟡	Müsli für Sportliche, Seitenbacher	🔴	🟢	🔴
🟡	Multikorn Schoko-Vollkorn Müsli, Kölln	🔴	🟢	🔴
🔴	Smacks, Kellog's	🔴	🟡	🔴
🟡	Toppas, Kellog's	🔴	🟡	🔴
🔴	Trauben-Nuss-Müsli, ja!	🔴	🟢	🔴
🔴	Weetabix Minis Fruit & Nut Crisp	🔴	🟢	🔴
🟡	Weetabix Original	🔴	🟢	🔴
🔴	Weizenpops, gezuckert	🟡	🟡	🔴
🟢	zarte Multikorn-Flocken, Kölln	🟡	🟢	🟡

Teigwaren

Bewertung	Lebensmittel	Blähungen	Verstopfung	Schonfaktor
🟡	Cappelletti mit Tomaten, Mozzarella & Basilikum, Hilcona	🟡	🟡	🟡
🟡	Nudeln mit Ei	🟢	🟡	🟡
🟡	Nudeln ohne Ei	🟢	🟡	🟡
🟡	Tortellini al Formaggi, Barilla	🟡	🟢	🔴
🟡	Vollkornnudeln mit Ei	🟡	🟢	🔴
🟡	Vollkornnudeln ohne Ei	🟡	🟢	🔴
🟡	Tortelloni Ricotta e Spinaci, Hilcona	🟢	🟡	🟡

EINKAUFS-TABELLEN

Milch und Milchprodukte

Milch und Milchprodukte sind in der Regel sehr gut bekömmlich, außer natürlich bei einer Laktose-Intoleranz. Insbesondere Naturjoghurt ist sehr verdauungsfreundlich, verursacht üblicherweise keine Blähungen und hat eine positive Wirkung auf die Darmflora. Vorsichtig sein sollten Sie bei Fruchtjoghurt, stark gesüßten Produkten und Milchprodukten mit Zusätzen. Diese können bei empfindlichen Menschen eher Beschwerden auslösen. Käse, auch fetter Käse wird meist gut vertragen. Gerichte, die mit Käse überbacken sind, können allerdings schwer im Magen liegen. Generell eignen sich Milchprodukte gut als Begleiter von Salat, Gemüse oder Getreideprodukte und können diese bekömmlicher machen.

Probiotische Milchprodukte

»Pro bios« ist ein Begriff aus dem Griechischen und bedeutet »für das Leben«. Für das Leben und für die Gesundheit sollten sie nützlich sein, die probiotischen Lebensmittel. Angeboten werden vor allem Joghurt und Joghurtdrinks, aber auch Müsli oder Säuglingsnahrung. Der Unterschied zum »normalen« Produkt ist nicht groß. Bei den probiotischen Produkten sollen lebende Bakterien in so großer Menge enthalten sein, dass sie unbeschadet den Darm erreichen und dort positive gesundheitliche Wirkungen erzielen. Auch jeder gewöhnliche Joghurt enthält lebende Bakterien, die sogenannten Joghurt-Kulturen. Allerdings ist die Menge bei den probiotischen Joghurts meist größer, außerdem handelt es sich um spezielle Bakterien, die zum Beispiel besonders widerstandsfähig gegen Magensäure

TIPP

Normaler Joghurt wirkt auch

Viele Wirkungen probiotischer Produkte kann auch ein »normaler« Joghurt entfalten. Er ist deutlich günstiger zu haben und bei regelmäßigem Verzehr verbessert er ebenso die Darmflora und kann Durchfallerkrankungen positiv beeinflussen.

Außerdem sind fast alle im Handel angebotenen probiotischen Joghurts stark gesüßt und mit Aromen und Farbstoffen versetzt. Das spricht ganz klar gegen diese Produkte. Gewöhnlicher Joghurt ist auch naturbelassen, ohne jegliche Zusätze zu haben und deshalb in dieser Hinsicht die bessere Wahl.

sind. So können sie tatsächlich unbeschadet im Darm ankommen und dort ihre Wirkung entfalten.

Wie wirken sie?

- Probiotische Milchprodukte können die Darmflora positiv beeinflussen und das Immunsystem anregen. Bei regelmäßigem – also täglichem – Verzehr tritt seltener Durchfall auf; das gilt insbesondere nach Einnahme von Antibiotika.
- Probiotika können vermutlich bei Verstopfung helfen, die Antibiotikatherapie bei der Bekämpfung von Helicobacter pylori unterstützen und Säuglinge vor einer Allergie schützen, wenn die Mutter in der Schwangerschaft und während der Stillzeit Probiotika zu sich nimmt.
- Möglicherweise wirken die Probiotika nicht bei jedem Menschen gleich, da jeder Mensch eine andere Darmflora hat. Deshalb ist es auch schwierig, allgemeingültige Aussagen zu machen. Sicher ist jedoch, wer eine Wir-

EINKAUFS-TABELLEN

kung erzielen möchte, muss die Produkte täglich aufnehmen. Welches Produkt verwendet wird, spielt keine Rolle. Sie können selbst probieren, was Ihnen schmeckt und guttut. Kaufen Sie probiotische Joghurts regelmäßig frisch ein, denn mit der Zeit kann sich die Anzahl der vorhandenen Bakterien verringern.

Milch und Milchprodukte

Bewertung	Lebensmittel	Blähungen	Verstopfung	Schonfaktor
🟡	Actimel Classic, Danone	🟢	🟢	🟡
🟡	Activia Classic Natur, Danone	🟢	🟢	🟡
🔴	Actimel Vanilla, Danone	🟡	🟢	🟡
🔴	Activia Joghurtdrink Pfirsich-Cerealien, Danone	🟡	🟢	🔴
🟢	Buttermilch	🟢	🟢	🟡
🔴	Buttermilch mit Früchten	🔴	🟡	🔴
🔴	Crème double/Schmand, 40 % Fett	🟢	🔴	🔴
🟡	Crème fraîche, 30 % Fett	🟢	🔴	🟡
🔴	Fit & Aktiv Drink Orange, Bauer	🟡	🟢	🔴
🔴	Fit & Aktiv Drink Natur, Bauer	🟡	🟢	🔴
🟡	Fit & Aktiv Joghurt Natur, Bauer	🟡	🟢	🟡
🔴	Fit & Aktiv Joghurt Erdbeere, Bauer	🟡	🟢	🔴
🟡	FitVital verdauungsfördernd Dörrpflaume-Ballaststoffe, Ehrmann	🔴	🟢	🔴

Bewertung	Lebensmittel	Blähungen	Verstopfung	Schonfaktor
🟡	Fruchtjoghurt	🟡	🟢	🟡
🟡	Fruchtquark	🟡	🟡	🟡
🟡	Fruchtmolke	🟡	🟢	🟡
🟢	Joghurt natur (fettarm), 1,5 % Fett	🟢	🟢	🟢
🟢	Joghurt natur, 3,8 % Fett	🟢	🟢	🟢
🟡	Kefir	🟡	🟢	🟡
🔴	Kefir mit Früchten	🔴	🟡	🔴
🟢	Kräuterquark	🟡	🟡	🟡
🔴	L. aktiflor Erdbeere, Milchfrisch	🔴	🟢	🔴
🔴	LC1 Drink Multifrucht, Nestlé	🟡	🟢	🔴
🔴	LC1 Erdbeere, Nestlé	🟡	🟢	🔴
🟡	LC1 Pur, Nestlé	🟢	🟢	🟡
🟢	Milch, fettarm (1,5 % Fett)	🟢	🟡	🟡
🟢	Milch (Vollmilch, 3,5–3,8 % Fett)	🟢	🟡	🟡
🟢	Molke	🟢	🟢	🟢
🟢	Quark (Magerstufe)	🟢	🔴	🟢
🟢	Quark (Halbfettstufe), 20 % F.i.Tr.	🟢	🔴	🟢
🟡	Quark (Fettstufe), 40 % F.i.Tr.	🟢	🔴	🟢
🟡	Sahnejoghurt	🟢	🟡	🟢
🟢	saure Sahne	🟢	🟡	🟢
🟡	Schlagsahne	🟢	🔴	🟢

EINKAUFS-TABELLEN

Bewertung	Lebensmittel	Blähungen	Verstopfung	Schonfaktor
🔴	Yakult	🟡	🟢	🟡
🔴	Yakult light	🟡	🟢	🟡

Käse

Bewertung	Lebensmittel	Blähungen	Verstopfung	Schonfaktor
🔴	Appenzeller, 50 % F.i.Tr.	🟡	🔴	🟡
🔴	Bavaria Blu, 50 % F.i.Tr.	🟡	🔴	🔴
🟡	Bergkäse, 45 % F.i.Tr.	🟡	🔴	🔴
🟢	Brie, 45 % F.i.Tr.	🟡	🔴	🔴
🟢	Butterkäse, 30 % F.i.Tr.	🟢	🔴	🟡
🔴	Butterkäse, 60 % F.i.Tr.	🟡	🔴	🔴
🟢	Camembert, 30 % F.i.Tr.	🟢	🟡	🟡
🟢	Edamer, 40 % F.i.Tr.	🟢	🔴	🟡
🟡	Emmentaler, 45 % F.i.Tr.	🟡	🔴	🟡
🟢	Frischkäse, körniger	🟢	🟢	🟢
🟢	Frischkäse, Doppelrahmstufe	🟢	🟢	🟢
🔴	Gorgonzola	🟡	🔴	🔴
🟡	Gouda, 45 % F.i.Tr. (jung)	🟡	🔴	🔴
🔴	Gouda, 45 % F.i.Tr. (alt)	🟡	🔴	🔴
🔴	Greyerzer, 45 % F.i.Tr.	🟡	🔴	🔴
🟡	Limburger, 45 % F.i.Tr.	🟡	🔴	🔴
🟢	Mozzarella	🟢	🔴	🟢
🟡	Parmesan, 32 % F.i.Tr.	🟡	🔴	🔴
🟢	Ricotta, 60 % F.i.Tr.	🟢	🔴	🟢
🔴	Roquefort	🔴	🔴	🔴

Bewertung	Lebensmittel	Blähungen	Verstopfung	Schonfaktor
🟡	Romadur, 45 % F.i.Tr.	🟡	🔴	🔴
🟢	Sauermilchkäse	🟡	🔴	🟡
🟢	Schafskäse, Feta	🟡	🔴	🔴
🟢	Schichtkäse	🟢	🔴	🟢
🟡	Schmelzkäse, 45 % F.i.Tr.	🟡	🔴	🔴
🔴	Schmelzkäsezubereitung, 45 % F.i.Tr.	🔴	🔴	🔴
🟡	Tilsiter, 45 % F.i.Tr.	🟡	🔴	🔴
🟡	Weichkäse grüner Pfeffer, Du darfst	🟡	🔴	🔴
🟢	Ziegenfrischkäse natur, 50 % F.i.Tr.	🟢	🔴	🟢

Milchersatz: Sojagetränke und -joghurt

Bewertung	Lebensmittel	Blähungen	Verstopfung	Schonfaktor
🟡	Alpro Soya Banane Drink	🟡	🔴	🟡
🟢	Alpro Soya Drink plus Calcium	🟢	🟡	🟢
🟢	Alpro Soya Yofu Natur	🟢	🟡	🟢
🟡	Alpro Soya Yofu Waldfrüchte	🟡	🟡	🟡
🟡	Bio-Sojadrink Vanille, Denree (N)	🟡	🟡	🟡
🟡	Bio Sojadrink Schoko mit Calcium, De-Vau-Ge	🟡	🟡	🟡
🟡	Sojade Erdbeere	🟡	🟡	🟡
🟢	Soja Drink Natur, Vitaquell (R)	🟢	🟡	🟢
🟢	Sojadrink Calcium, Alnatura	🟢	🟡	🟢

EINKAUFS-TABELLEN

Bewer-tung	Lebensmittel	Blä-hungen	Ver-stopfung	Schon-faktor
🟢	Sojadrink Natur, Alnatura	🟢	🟡	🟢
🟢	Sojadrink Natur, Bruno Fischer (N)	🟢	🟡	🟢
🟡	Sojadrink Schoko, Alnatura	🟡	🔴	🟡
🟡	Soya Dessert choco, Provamel (N)	🟡	🔴	🟡
🟡	Soya Vanille, Provamel (N)	🟡	🟡	🟡
🟡	Soya Yofu Pfirsich, Provamel (N)	🟡	🟡	🟡

Fleisch und Wurstwaren

Beim Fleisch ist die Zubereitung entscheidend. Sanft geschmort, gekocht oder gegrillt, sind fast alle Fleischsorten gut bekömmlich. Stark angebraten, paniert oder frittiert sind die meisten Fleischstücke nicht für einen empfindlichen Verdauungstrakt geeignet. Fleisch und Fleischwaren enthalten, wie alle tierischen Lebensmittel, keine Ballaststoffe. Sie können daher zwar keine Blähungen auslösen, im Gegenzug aber einen trägen Darm auch nicht in Schwung bringen. Die meisten Fleisch- und Wurstwaren enthalten reichlich Fett und ein hoher Konsum dieser Lebensmittel kann zu Übergewicht führen. Das wiederum kann Sodbrennen, Völlegefühl und Blähungen verstärken. Darüber hinaus steht sogenanntes rotes Fleisch – also Fleisch von Rind, Schwein oder Lamm – im Verdacht, die Entstehung von Darmkrebs zu begünstigen. Bevorzugen Sie deshalb eher die mageren und mittelfetten Fleischsorten, Geflügel sowie magere Wurstwaren.

Fleisch, Geflügel und Wild

Bewertung	Lebensmittel	Blähungen	Verstopfung	Schonfaktor
🟡	Brät	🟢	🔴	🔴
🔴	Brathähnchen	🟡	🔴	🔴
🔴	Eisbein (Haxe)	🟡	🔴	🔴
🔴	Ente mit Haut	🟡	🔴	🔴
🔴	Gans mit Haut	🟡	🔴	🔴
🟡	Hackfleisch, gemischt	🟢	🔴	🟡
🟢	Hähnchenbrust	🟢	🔴	🟢
🟢	Hirschfleisch	🟢	🟢	🟢
🟢	Kalbsbraten	🟢	🔴	🟢
🟢	Kalbsbrust	🟢	🔴	🟢
🟢	Kalbsfilet	🟢	🔴	🟢
🟡	Kalbshaxe	🟢	🟢	🟡
🟢	Kalbsschnitzel	🟢	🔴	🟢
🟡	Kalbssteak	🟢	🔴	🟢
🟡	Lammfilet	🟢	🔴	🟢
🟡	Lammfleisch	🟢	🔴	🟡
🟡	Lammkotelett	🟢	🔴	🟡
🟢	Putenbrust	🟢	🔴	🟢
🟢	Rehfleisch	🟢	🔴	🟢
🟢	Rinderfilet	🟢	🔴	🟢
🟢	Rindergulasch	🟢	🔴	🟢
🟢	Rinderhack	🟢	🔴	🟢
🟡	Rindersteak	🟢	🔴	🟢
🟡	Rindfleisch (Suppenfleisch)	🟢	🔴	🟢
🟡	Rindsroulade	🟢	🔴	🟢

EINKAUFS-TABELLEN

Bewertung	Lebensmittel	Blähungen	Verstopfung	Schonfaktor
🟢	Roastbeef	🟢	🔴	🟢
🔴	Schweinebauchspeck	🟡	🔴	🔴
🟢	Schweinefilet	🟢	🔴	🟢
🟡	Schweinefleisch (Bratenfleisch)	🟢	🔴	🟢
🟡	Schweinegulasch	🟢	🔴	🟢
🟡	Schweinekotelett	🟢	🔴	🟢
🟢	Schweineschnitzel, mager	🟢	🔴	🟢
🟡	Schweinesteak	🟢	🔴	🟢
🟡	Suppenhuhn	🟢	🔴	🟢
🟢	Wildkaninchen	🟢	🔴	🟢

Innereien

Bewertung	Lebensmittel	Blähungen	Verstopfung	Schonfaktor
🟡	Gänseleber	🟢	🔴	🟢
🟡	Hähncheninnereien	🟢	🔴	🟢
🟡	Kalbsbries	🟢	🔴	🟢
🟡	Kalbshirn	🟢	🔴	🟢
🟡	Kalbsleber	🟢	🔴	🟢
🟡	Kalbslunge	🟢	🔴	🟢
🟡	Kalbsnieren	🟢	🔴	🟢
🟡	Rinderleber	🟢	🔴	🟢
🟡	Rindermagen/Kutteln	🟢	🔴	🟢
🟡	Schweineleber	🟢	🔴	🟢
🟡	Schweinenieren	🟢	🔴	🟢

Fleisch- und Wurstwaren

Bewertung	Lebensmittel	Blähungen	Verstopfung	Schonfaktor
🔴	Bauernbratwurst	🟡	🔴	🔴
🟢	Bierschinken	🟢	🔴	🟢
🔴	Blutwurst	🟢	🔴	🟡
🟡	Bremer Pinkel	🟢	🔴	🟡
🔴	Cervelatwurst	🟢	🔴	🔴
🔴	Cocktailwürstchen	🟢	🔴	🟡
🟢	Corned beef	🟢	🔴	🟡
🔴	Debreziner	🟡	🔴	🔴
🔴	Fleischkäse	🟡	🔴	🟡
🟡	Gänseleberpastete	🟢	🔴	🔴
🟢	Geflügelmortadella	🟢	🔴	🟢
🟢	gekochter Schinken	🟢	🔴	🟡
🔴	Gelbwurst	🟢	🔴	🟢
🟡	Hacksteak	🟡	🔴	🔴
🟡	Jagdwurst	🟢	🔴	🟡
🔴	Kalbsleberwurst	🟢	🔴	🟢
🟡	Kasseler	🟢	🔴	🟡
🔴	Krakauer	🟢	🔴	🔴
🟢	Lachsschinken	🟢	🔴	🟡
🔴	Lamm-Salami	🟢	🔴	🟡
🔴	Landjäger	🟢	🔴	🔴
🟡	Lyoner	🟢	🔴	🟢
🔴	Mettwurst	🟢	🔴	🟡
🟡	Mortadella	🟢	🔴	🟢
🟡	Putensalami, Du darfst	🟢	🔴	🟡
🔴	Rauchfleisch	🟢	🔴	🔴

EINKAUFS-TABELLEN

Bewer-tung	Lebensmittel	Blä-hungen	Ver-stopfung	Schon-faktor
🟢	Rinderbierschinken	🟢	🔴	🟢
🔴	Salami	🟢	🔴	🔴
🔴	Schinkenspeck	🟡	🔴	🔴
🔴	Schinkenwurst	🟢	🔴	🟡
🟡	Schwartenmagen	🟢	🔴	🟡
🔴	Schweinebauch	🟡	🔴	🔴
🔴	Teewurst	🟢	🔴	🟡
🟡	Weißwurst	🟢	🔴	🟡
🔴	Wiener Würstchen	🟢	🔴	🟡

Fisch und Meeresfrüchte

Fisch versorgt den Organismus mit leicht verdaulichem Eiweiß, wertvollen Vitaminen und Jod. Fettfische wie Hering, Lachs oder Makrele sind außerdem reich an Omega-3- und Omega-6-Fettsäuren. Diese haben viele positive Wirkungen auf die Blutfette, den Blutdruck und die Blutgefäße. Genießen Sie deshalb ein bis zwei Fischmahlzeiten pro Woche. Fisch und Meeresfrüchte enthalten – genauso wie Fleisch – keine Ballaststoffe und deshalb auch keine blähenden Substanzen. Für die Bekömmlichkeit ist auch beim Fisch die Zubereitung entscheidend. Fisch ist in der Regel leichter verdaulich als Fleisch. In frittierter oder panierter Form liegt jedoch auch der beste Fisch manchmal schwer im Magen.

Fische, Krebse, Muscheln

Bewertung	Lebensmittel	Blähungen	Verstopfung	Schonfaktor
🟡	Aal, gegart	🟢	🔴	🟡
🟢	Austern	🟢	🔴	🟢
🟢	Bachsaibling	🟢	🔴	🟢
🟢	Forelle, frisch	🟢	🔴	🟢
🟢	Garnelen	🟢	🔴	🟢
🟢	Heilbutt	🟢	🔴	🟢
🟢	Hering	🟢	🔴	🟡
🟢	Hummer	🟢	🔴	🟢
🟢	Jakobsmuschel	🟢	🔴	🟢
🟢	Kabeljau (Dorsch)	🟢	🔴	🟢
🟢	Karpfen	🟢	🔴	🟢
🟢	Krabben	🟢	🔴	🟢
🟢	Lachs	🟢	🔴	🟡
🟢	Languste	🟢	🔴	🟢
🟢	Makrele	🟢	🔴	🟡
🟢	Miesmuschel	🟢	🔴	🟢
🟢	Rotbarsch, Goldbarsch	🟢	🔴	🟢
🟢	Rotzunge	🟢	🔴	🟢
🟢	Sardine	🟢	🔴	🟢
🟢	Schellfisch	🟢	🔴	🟢
🟢	Scholle	🟢	🔴	🟢
🟢	Seelachs	🟢	🔴	🟢
🟢	Seeteufel	🟢	🔴	🟢
🟢	Seezunge	🟢	🔴	🟢
🟢	Steinbutt	🟢	🔴	🟢

EINKAUFS-TABELLEN

Fisch und Meeresfrüchte

Bewertung	Lebensmittel	Blähungen	Verstopfung	Schonfaktor
🟢	Thunfisch	🟢	🔴	🟡
🟢	Venusmuschel	🟢	🔴	🟢
🟢	Zander	🟢	🔴	🟢

Fischprodukte

Bewertung	Lebensmittel	Blähungen	Verstopfung	Schonfaktor
🔴	Aal, geräuchert	🟡	🔴	🔴
🔴	Anchovis	🟡	🔴	🔴
🟡	Bismarckhering	🟡	🔴	🔴
🔴	Brathering	🟡	🔴	🔴
🔴	Forelle geräuchert	🟡	🔴	🔴
🟡	Graved Lachs	🟡	🔴	🟡
🟡	Heringsfilet in Dillrahmcreme	🟡	🔴	🔴
🟡	Heringsfilet in Tomatensauce	🟡	🔴	🔴
🔴	Makrele, geräuchert	🟡	🔴	🔴
🟡	Matjeshering	🟢	🔴	🟡
🔴	Räucherlachs	🟡	🔴	🔴
🟡	Rollmops	🟡	🔴	🔴
🔴	Sardellenfilets (eingelegt in Salzlake)	🟡	🔴	🔴
🔴	Sprotten, geräuchert	🟡	🔴	🔴
🟡	Thunfisch (Konserve) im eigenen Saft	🟢	🔴	🟡
🟡	Thunfisch (Konserve) in Öl	🟡	🔴	🟡

Fette, Öle und Eier

Fett ist lebensnotwendig und hat zu Unrecht einen sehr schlechten Ruf. Achten Sie unbedingt auf die Qualität der verwendeten Fette und geben Sie pflanzlichen Fetten den Vorzug gegenüber tierischen Fetten. Pflanzliche Öle versorgen den menschlichen Organismus mit wertvollen, ungesättigten Fettsäuren und Vitamin E. Tierische Fette aus Fleisch, Wurst und fettreichen Milchprodukten enthalten überwiegend gesättigte Fette. Diese sollten wir nur in kleinen Mengen aufnehmen. Bei den in der Tabelle aufgeführten Fetten gibt es keine wesentlichen Unterschiede hinsichtlich der Verträglichkeit. Die Bewertung erfolgte deshalb aufgrund des Fettsäuremusters (z.B. ungesättigte/gesättigte Fettsäuren/Omega-3 und Omega-6-Fettsäuren). Dieses spielt vor allem bei Herz-Kreislauf-Erkrankungen und Fettstoffwechselstörungen eine Rolle.

Fette, Streichfette und Öle

Bewertung	Lebensmittel	Blähungen	Verstopfung	Schonfaktor
🟢	Albaöl	🟢	🔴	🟢
🟢	Becel Pro.aktiv Margarine	🟢	🔴	🟢
🟢	Becel Diät Margarine Original	🟢	🔴	🟢
🟢	Becel Omega-3-Pflanzenöl	🟢	🔴	🟢
🟡	Butter (Sauerrahm, Süßrahm)	🟢	🔴	🟢
🟡	Butterschmalz	🟢	🔴	🟡
🟢	Deli Reform das Original	🟢	🔴	🟢
🟡	Distelöl	🟢	🔴	🟢

Bewertung	Lebensmittel	Blähungen	Verstopfung	Schonfaktor
🟡	Erdnussöl	🟢	🔴	🟢
🟢	Extra Vital, Vitaquell (R)	🟢	🔴	🟢
🔴	Gänsefett, Gänseschmalz	🟢	🔴	🔴
🟡	Halbfettbutter, »Leichte Butter«, Du darfst	🟢	🔴	🟢
🟡	Haselnussöl	🟢	🔴	🟢
🔴	Kokosfett, gehärtet	🟢	🔴	🟢
🟡	Kräuterbutter	🟢	🔴	🟢
🟡	Kürbiskernöl	🟢	🔴	🟢
🟡	Lätta Halbfettmargarine	🟢	🔴	🟢
🟡	Lätta mit Probiotik	🟢	🔴	🟢
🟢	Leinöl	🟢	🔴	🟢
🟡	Maiskeimöl	🟢	🔴	🟢
🟢	Olivenöl	🟢	🔴	🟢
🟢	mOlivo Pflanzen-Margarine, Vitaquell (R)	🟢	🔴	🟢
🔴	Palmin soft	🟢	🔴	🟡
🔴	Palmkernfett	🟢	🔴	🟡
🟡	Rama Classic	🟢	🔴	🟡
🟢	Rama Balance	🟢	🔴	🟢
🟢	Rapsöl	🟢	🔴	🟢
🟡	Sanella	🟢	🔴	🟡
🔴	Schweineschmalz	🟢	🔴	🔴
🟡	Sesamöl	🟢	🔴	🟢
🟡	Sojaöl	🟢	🔴	🟢
🟡	Sonnenblumenöl	🟢	🔴	🟢
🟡	Streichfett »Die Leichte«, Du darfst	🟢	🔴	🟢

Bewer-tung	Lebensmittel	Blä-hungen	Ver-stopfung	Schon-faktor
🟢	Walnussöl	🟢	🔴	🟢
🟡	Weizenkeimöl	🟢	🔴	🟢

Eier und Eierspeisen

Bewer-tung	Lebensmittel	Blä-hungen	Ver-stopfung	Schon-faktor
🟢	Eier, weichgekocht	🟡	🔴	🟢
🟡	Eier, hartgekocht	🟡	🔴	🟡
🟡	Eiersalat	🟡	🔴	🔴
🟡	Omelette mit Pilzen	🟡	🟡	🔴
🔴	Rührei mit Speck	🟡	🔴	🔴
🟡	Spiegeleier	🟡	🔴	🔴

Allerlei Süßes

Vor allem die Kombination aus Zucker und Mehl verursacht bei vielen Menschen Magen-Darm-Beschwerden. Deshalb sollten Sie Süßigkeiten und süßes Gebäck nur in sehr geringen Mengen genießen. Vollkornkekse sind in dieser Hinsicht besonders ungünstig. Dazu kommt, dass heute viele süße Speisen mit Fruchtzucker und Zuckeraustauschstoffen gesüßt sind. Beide Süßungsmittel können schon in geringen Mengen Blähungen und Durchfall verursachen. Auch wer unter Sodbrennen leidet, muss bei Süßem vorsichtig sein.

EINKAUFS-TABELLEN

Kuchen

Bewertung	Lebensmittel	Blähungen	Verstopfung	Schonfaktor
🟡	Apfelkuchen, gedeckt, aus Mürbeteig	🟡	🟡	🔴
🟡	Apfelstrudel	🔴	🟡	🔴
🟡	Bienenstich	🟡	🟡	🔴
🟡	Biskuitrolle mit Sahne und Erdbeeren	🟡	🔴	🟡
🔴	Comtess à la Banana-Split, Bahlsen	🔴	🔴	🔴
🟡	Comtess Zitrone, Bahlsen	🟡	🔴	🔴
🔴	Hefekranz, Hefezopf	🔴	🔴	🔴
🟡	Käsekuchen (Mürbeteigboden)	🟡	🔴	🟡
🟡	Käsesahnetorte	🟡	🔴	🟡
🔴	Marmor Feiner Rührkuchen, Monarc	🟡	🔴	🟡
🔴	Marmor-Kuchen, Sarotti	🟡	🔴	🟡
🟡	Obstkuchen (belegter Biskuit)	🟡	🔴	🟡
🔴	Schoko-Muffin	🟡	🔴	🔴
🔴	Sachertorte	🟡	🔴	🔴
🔴	Schoko-Orangen Kuchen, Rewe	🔴	🟡	🔴
🟡	Schwarzwälder Kirschtorte	🟡	🔴	🔴
🟡	Streusel-Kuchen Apfel, Bahlsen	🟡	🟡	🔴
🔴	Zitronenkuchen (Rührteig)	🟡	🔴	🟡
🟡	Zwetschgenkuchen aus Hefeteig	🔴	🟡	🔴

Kekse und Kleingebäck

Bewertung	Lebensmittel	Blähungen	Verstopfung	Schonfaktor
🟡	Butterkeks	🟡	🔴	🟡
🟡	Butterkeks mit Bitterschokolade	🟡	🔴	🟡
🟡	Cantucci (italienische Mandelkekse)	🟡	🟡	🟡
🔴	Granola, De Beukelaer	🟡	🟡	🟡
🔴	Hafer-Dinkelkekse, Alnatura	🔴	🟡	🟡
🟡	Haferflocken-Nussgebäck	🟡	🟡	🟡
🟡	Hannover Waffeln, Bahlsen	🟡	🔴	🟡
🔴	Löffelbiskuit	🟡	🟡	🟡
🔴	Nusshörnchen aus Hefeteig	🔴	🔴	🔴
🔴	Plundergebäck	🔴	🔴	🔴
🔴	Russisch Brot	🟡	🔴	🟡
🔴	Soft Cake Orange, Griesson	🟡	🔴	🟡
🟡	Zwieback	🟢	🔴	🟢
🔴	Neapolitaner, Manner	🟡	🔴	🟡
🔴	Vollkornbutterkeks	🔴	🟡	🔴

Riegel und Fruchtschnitten

Bewertung	Lebensmittel	Blähungen	Verstopfung	Schonfaktor
🟡	Aprikosen-Fruchtschnitte, Alnatura	🔴	🟢	🟡
🔴	Ballisto Korn-Mix	🔴	🟡	🔴

Bewer-tung	Lebensmittel	Blä-hungen	Ver-stopfung	Schon-faktor
🔴	Corny free Schoko-Banane, Schwartau	🔴	🟢	🔴
🔴	Corny nussig, Schwartau	🟡	🟢	🔴
🟡	Dattel-Orange-Fruchtschnitte, Granovita (R)	🔴	🟢	🔴
🟡	Familien-Müsliriegel Nuss	🔴	🟢	🔴
🟡	Fitness-Riegel, Seitenbacher	🟡	🟢	🟡
🔴	Gourmet Riegel Dattel-Orange, Martin Evers (N)	🔴	🟢	🔴
🟡	Milchschnitte, Ferrero	🟡	🟡	🟡
🔴	Nuss Müsli-Riegel, Gut & Günstig	🔴	🟢	🔴
🔴	Pick up, Bahlsen	🟡	🔴	🔴
🟡	Sanddorn-Fruchtschnitte, Allos (N)	🔴	🟢	🔴
🔴	Snickers	🟡	🔴	🔴
🔴	Twix	🟡	🔴	🔴

Süßigkeiten

Bewer-tung	Lebensmittel	Blä-hungen	Ver-stopfung	Schon-faktor
🟡	Bitterschokolade	🟡	🔴	🔴
🔴	Choco Crossies	🟡	🔴	🔴
🔴	Gummibärchen	🟡	🔴	🔴
🔴	Hanuta	🟡	🔴	🔴
🔴	Lakritze	🟡	🔴	🔴
🔴	Marzipan	🟡	🔴	🔴
🔴	M & M's	🟡	🔴	🔴

Bewer-tung	Lebensmittel	Blä-hungen	Ver-stopfung	Schon-faktor
🔴	Popcorn, süß	🟡	🔴	🔴
🔴	Rocher	🟡	🔴	🔴
🔴	saure Stäbchen	🟡	🔴	🔴
🔴	Schokokuss	🟡	🔴	🔴
🟡	Trauben-Nuss-Schoko-lade	🟡	🔴	🔴
🔴	Trüffelpraline	🟡	🔴	🔴
🔴	Vollmilchschokolade	🟡	🔴	🔴
🔴	weiße Schokolade	🟡	🔴	🔴
🔴	Yoghurt Gums, Katjes	🟡	🔴	🔴

Dessert und Eis

Bewer-tung	Lebensmittel	Blä-hungen	Ver-stopfung	Schon-faktor
🟡	Apfelmus, Apfelkompott	🟡	🟢	🟡
🟡	Apfel-Bananenmark, Bauck (N)	🟡	🟢	🟡
🟡	Bratapfel mit Vanille-sauce	🟡	🟢	🔴
🟡	Erdbeereis	🟡	🔴	🔴
🔴	Götterspeise	🟡	🔴	🔴
🔴	Kirschkompott	🟡	🟢	🔴
🟡	Milchreis mit Zucker und Zimt	🟡	🟡	🟡
🔴	Mousse au Chocolat	🟡	🔴	🔴
🟡	Pflaumenkompott	🔴	🟢	🔴
🟢	Quarkspeise mit Erdbeeren	🟢	🟡	🟢
🟡	rote Grütze	🟡	🟢	🔴

Bewer-tung	Lebensmittel	Blä-hungen	Ver-stopfung	Schon-faktor
🟡	Schokoladeneis	🟡	🔴	🔴
🟡	Tiramisu	🟡	🔴	🟡
🟡	Vanilleeis	🟡	🔴	🔴
🟡	Vanillepudding	🟡	🔴	🟡

Süße Brotaufstriche

Bewer-tung	Lebensmittel	Blä-hungen	Ver-stopfung	Schon-faktor
🔴	Diät Konfitüre, Diät-Gelee	🔴	🟢	🔴
🔴	Diät Pflaumenmus	🔴	🟢	🔴
🟢	Erdnussmus	🟡	🟢	🟢
🟡	Frucht pur Aprikose, Allos (N)	🟡	🟢	🟡
🟡	Fruttissima, diverse Sorten, Schwartau	🟡	🟢	🟡
🟡	Honig	🟡	🟡	🟡
🟡	Konfitüre, Gelee	🟡	🟢	🟡
🟢	Mandelmus	🟡	🟢	🟡
🟡	Nuss-Nougat-Creme	🟡	🔴	🔴
🔴	Pflaumenmus	🔴	🟢	🔴

Süßungsmittel

Bewer-tung	Lebensmittel	Blä-hungen	Ver-stopfung	Schon-faktor
🟡	Ahornsirup	🟡	🔴	🟡
🔴	Apfelkraut, ungesüßt	🔴	🔴	🔴
🔴	Birnenkraut, ungesüßt	🔴	🔴	🔴

Bewer-tung	Lebensmittel	Blä-hungen	Ver-stopfung	Schon-faktor
🟠	brauner Zucker	🟠	🔴	🔴
🔴	Fruchtzucker	🔴	🔴	🔴
🟠	Honig	🟠	🟠	🟠
🟠	Süßstoffe (Acesulfam, Cyclamat, Saccharin)	🟢	🟠	🟢
🟠	Traubenzucker	🟠	🔴	🔴
🟠	Zucker, Puderzucker	🟠	🔴	🔴
🔴	Zuckeraustauschstoffe (z. B. Isomalt, Mannit, Sorbit oder Xylit)	🔴	🔴	🔴

TIPP

Fruchtzucker und Zuckeraustauschstoffe

Fruchtzucker, Sorbit und andere Zuckeraustauschstoffe können bei empfindlichen Menschen Blähungen und Durchfall hervorrufen. Zu den Zuckeraustauschstoffen gehören beispielsweise Isomalt, Laktit, Maltit oder Maltitsirup, Mannit, Sorbit und Xylit. Süßen Sie sparsam mit normalem Zucker oder Honig. Auch Süßstoffe sind verzichtbar. Achten Sie bei süßen Produkten auf die Zutatenliste, damit Ihnen kein »falscher Zucker« unterkommt.

EINKAUFS-TABELLEN

Fertigprodukte

Fertig- und Halbfertigprodukte füllen inzwischen immer mehr Regale im Supermarkt. Von der Salatkräutermischung bis zum kompletten Menü ist für jeden Anlass und jeden Geschmack etwas dabei. Wer auf bestimmte Lebensmittel oder Zutaten empfindlich reagiert, sollte vor dem Kauf unbedingt die Zutatenliste lesen. Auch wenn Sie auf der Liste nur verträgliche Bestandteile finden, ist das leider keine Garantie dafür, dass Sie das Produkt insgesamt gut vertragen können. Wie schon an anderer Stelle erwähnt, sind für die Bekömmlichkeit die Kombination der Zutaten und die Zubereitung wichtig. Natürlich sind Fertigprodukte nicht generell schlecht verträglich oder ungesund. Für die meisten Menschen mit Magen-Darm-Beschwerden ist es aber empfehlenswert, wann immer möglich zu frischen unverarbeiteten Lebensmitteln zu greifen.

Fertigsuppen

Bewertung	Lebensmittel	Blähungen	Verstopfung	Schonfaktor
🟢	Buchstaben Suppe, Knorr Suppenliebe	🟡	🟡	🟢
🟡	Champignon-Cremesuppe, Maggi Meisterklasse	🔴	🟡	🟡
🔴	Chinesische Gemüsesuppe, Knorr activ	🔴	🟡	🟡
🟡	Deftiger Erbseneintopf mit Speck, Knorr Suppenliebe	🟡	🟢	🔴
🟡	Fränkische Grünkerncreme Suppe, Knorr Feinschmecker	🔴	🟢	🔴
🔴	Heiße Tasse Huhn, Erasco	🟡	🟡	🟡

Bewer-tung	Lebensmittel	Blä-hungen	Ver-stopfung	Schon-faktor
(grün)	Hühner-Nudelsuppe, Alnatura	(gelb)	(gelb)	(gelb)
(gelb)	Hühnersuppe, Maggi Guten Appetit!	(gelb)	(gelb)	(gelb)
(grün)	Karotten Cremesuppe Bio, Cenovis (R)	(grün)	(gelb)	(grün)
(gelb)	Kartoffel-Lauch-Suppe, Alnatura	(gelb)	(gelb)	(gelb)
(gelb)	Sonntags Suppe, Maggi Guten Appetit!	(gelb)	(gelb)	(gelb)
(gelb)	Spargel-Cremesuppe, Maggi Meisterklasse	(gelb)	(rot)	(gelb)
(gelb)	Spargelcreme Suppe, Knorr Suppenliebe	(gelb)	(rot)	(gelb)
(gelb)	Tomatencremesuppe, Alnatura	(gelb)	(gelb)	(gelb)
(gelb)	Tomaten-Mozarellasuppe, Maggi Meisterklasse	(gelb)	(gelb)	(gelb)
(gelb)	Ungarische Gulaschsuppe mit Rindfleisch, Weight Watchers	(grün)	(rot)	(gelb)
(gelb)	Waldpilz-Suppe, Knorr Feinschmecker	(rot)	(rot)	(rot)
(gelb)	Zwiebel Suppe, Knorr Feinschmecker	(rot)	(grün)	(rot)

Fertiggerichte und Convenience-Produkte

Bewer-tung	Lebensmittel	Blä-hungen	Ver-stopfung	Schon-faktor
(gelb)	Alaska Seelachsfilet, Du darfst	(grün)	(rot)	(gelb)
(gelb)	Broccoli-Nudelauflauf, Bofrost (H)	(gelb)	(gelb)	(gelb)

EINKAUFS-TABELLEN

85

Bewertung	Lebensmittel	Blähungen	Verstopfung	Schonfaktor
🟡	Chili con Carne, Maggi Ein Teller	🔴	🟢	🔴
🔴	Fischstäbchen paniert	🟡	🔴	🔴
🟡	Fettuccine Shrimps, Frosta	🟡	🟡	🟡
🔴	Gebratene Nudeln Curry, Knorr Asia	🟡	🔴	🔴
🔴	Gebratene Nudeln mit Schinken und Ei, Maggi Wirtshaus	🟡	🔴	🔴
🟡	Gemüse Ravioli, Maggi	🟡	🟡	🟡
🟢	Großmutters Fischpfanne, Bofrost (H)	🟡	🟢	🟡
🟢	Grüne Bohnen Eintopf, Bruno Fischer (N)	🟡	🟢	🟡
🟡	Gulasch-Topf Ungarische Art, Erasco	🟡	🔴	🟡
🟡	Hackbällchen Pfanne Big Pack, Frosta	🟡	🟡	🔴
🟢	Hähnchenspieße natur, Vosko	🟢	🔴	🟢
🟡	Hühnerfrikassee, Du darfst	🟢	🟡	🟡
🟡	Lachs-Lasagne, Eismann (H)	🟡	🟡	🟡
🔴	Penne in Rucola-Käsesauce, Knorr	🔴	🔴	🔴
🟡	Penne Tonno, Eismann (H)	🟡	🟡	🟡
🔴	Pizza Salami, »Die Ofenfrische«, Dr. Oetker	🔴	🔴	🔴
🟡	Pizza Vegetaria, Wagner Original Steinofen	🔴	🟢	🔴

Bewertung	Lebensmittel	Blähungen	Verstopfung	Schonfaktor
🟡	Putengeschnetzeltes, Sonnen Bassermann	🟡	🟡	🟡
🟡	Seehecht Filet, Sonnen Bassermann	🟢	🟢	🟡
🟡	Seemanns-Schmaus, Iglo	🟡	🔴	🔴
🟡	Schlemmerfilet à la Bordelaise, Iglo	🟡	🔴	🟡
🔴	Spaghetteria Funghi, Knorr	🔴	🔴	🔴
🔴	Spaghetteria Pomodoro Mozzarella, Knorr	🟡	🔴	🔴
🟡	Tortelloni Käse-Sahne-Sauce, Frosta	🟡	🟡	🟡

Soßen, Dips und Dressings

Bewertung	Lebensmittel	Blähungen	Verstopfung	Schonfaktor
🟡	Barbecue Sauce, Heinz	🟢	🟡	🟡
🟢	Base per Bolognese, Buitoni	🟢	🟢	🟡
🟡	Hollandaise, Thomy Les Sauces	🟡	🔴	🔴
🟡	Joghurt & Senf Dressing, Kühne	🟢	🔴	🟡
🟡	Knoblauch Sauce, Heinz	🟡	🔴	🟡
🟡	Knoblauch Sauce, Knorr	🟢	🔴	🟡
🔴	Mayonnaise	🟡	🔴	🔴
🟡	Mayonnaise, leicht	🟡	🔴	🟡
🟡	Miracel Whip, Knorr	🟢	🔴	🟡
🟢	Napoletana, Barilla	🟢	🟢	🟡

EINKAUFS-TABELLEN

Fertigprodukte

Bewertung	Lebensmittel	Blähungen	Verstopfung	Schonfaktor
gelb	Nudel up Bolognese, Birkel	grün	grün	gelb
gelb	Pesto alla Siciliana, Barilla	grün	gelb	gelb
gelb	Pesto alla Genovese, Barilla	grün	gelb	gelb
gelb	Pesto Verde, Bertolli	grün	gelb	gelb
gelb	Salatfix Balsamico, Kühne	grün	rot	gelb
gelb	Sauce hollandaise, Knorr	gelb	rot	rot
gelb	Sauce hollandaise light, Knorr	gelb	rot	gelb
gelb	Schaschlik Sauce, Knorr	gelb	gelb	gelb
gelb	Tomatenketchup	gelb	gelb	gelb
grün	Tomato al Gusto Bolognese, Knorr	grün	grün	gelb
gelb	Tomato al Gusto Champignon, Knorr	gelb	gelb	gelb
gelb	Zigeuner Sauce, Kraft	gelb	gelb	rot

Herzhafte Brotaufstriche und Feinkostsalate

Bewertung	Lebensmittel	Blähungen	Verstopfung	Schonfaktor
gelb	Brunch Légère, 15 % Fett, Classic	grün	rot	gelb
grün	Crème Olive, Vitaquell	grün	rot	gelb
gelb	Fleischsalat, du darfst	grün	rot	gelb
gelb	Fleisch-Salat Vegetarisch, Vitaquell (R)	gelb	grün	rot
gelb	Mexico Salat, Vitaquell (R)	rot	grün	rot

Bewertung	Lebensmittel	Blähungen	Verstopfung	Schonfaktor
🟢	Nusspaprika Aufstrich, Bruno Fischer (N)	🟢	🟢	🟡
🟡	Pastete Champignon, Alnatura	🟡	🟢	🟡
🟡	Streichcreme Toskana, Alnatura	🟡	🟡	🟡
🟡	Brotaufstrich Kichererbse mit Ingwer, Alnatura	🔴	🟢	🔴
🟡	Streichcreme Lauch-Zucchini, Bruno Fischer (N)	🔴	🟢	🔴
🟢	Farmersalat mit Karotten & Äpfeln in Joghurtsauce, Homann	🟡	🟢	🟡
🟡	Rindfleischsalat mit Paprika & Gurken	🟢	🔴	🟡
🟢	Thunfischsalat mit Kapern	🟢	🔴	🔴

Unterwegs und zwischendurch

Unterwegs, in der Pause oder auch am Abend vor dem Fernseher ist die Verlockung groß, zu kleineren oder größeren Snacks zu greifen. Mancher Snack wird nebenbei und viel zu hastig gegessen. Da spielt es oft eine geringere Rolle, was verzehrt wird, entscheidender ist meist das Wie. Nehmen Sie sich Zeit, auch wenn Sie unterwegs sind oder nur eine kleine Pause haben. Kauen Sie gut und versuchen Sie, das Essen nicht neben anderen Dingen zu erledigen, die Ihre Konzentration benötigen. Ein kleines belegtes Brötchen, Joghurt, eine Quarkspeise oder ein Stück Obst, wenn Sie es vertragen, sind gute Snacks. Frittiertes und Fettiges

vom Imbiss oder süße Teilchen aus der Bäckerei schaden Ihnen mehr als sie nützen.

Fast Food und Snacks

Bewertung	Lebensmittel	Blähungen	Verstopfung	Schonfaktor
🟡	Big Mac, McDonald's	🔴	🔴	🔴
🟢	Buttermilch	🟢	🟢	🟢
🔴	Bratwurst	🔴	🔴	🔴
🔴	Cheeseburger	🟡	🔴	🟡
🟡	Croissant aus Blätterteig	🟡	🔴	🟡
🔴	Currywurst mit Ketchup und Brötchen	🟡	🔴	🔴
🟡	Döner	🟡	🔴	🔴
🟡	Fruchtjoghurt	🟡	🟢	🔴
🟡	Fruchtschnitte	🔴	🟢	🔴
🔴	Hähnchennuggets	🟡	🔴	🔴
🟡	Hamburger	🟡	🔴	🟡
🟡	Mischbrot mit gekochtem Schinken und Tomate	🟡	🟡	🟡
🟢	Naturjoghurt	🟢	🟢	🟢
🔴	Pommes frites mit Ketchup	🔴	🔴	🔴
🔴	Rosinenschnecke	🔴	🔴	🔴
🔴	Schinkenhörnchen aus Blätterteig	🟡	🔴	🔴
🔴	Schoko-Muffin	🔴	🔴	🔴
🟡	Vollkornbrot mit gekochtem Schinken	🔴	🟢	🔴

Zum Knabbern

Bewertung	Lebensmittel	Blähungen	Verstopfung	Schonfaktor
🟡	Dinkel-Grissini (Vollkorn)	🔴	🟢	🔴
🟡	Erdnussflips	🔴	🟡	🟡
🟡	Grissini	🟡	🔴	🟢
🔴	Kartoffelchips	🔴	🔴	🔴
🔴	Käsegebäck aus Blätterteig	🔴	🔴	🔴
🔴	Kräcker	🟡	🔴	🟡
🟢	Nussmischung	🟢	🟢	🟡
🟡	Pistazien, geröstet und gesalzen	🟡	🟡	🔴
🟢	Reiswaffeln, leicht gesalzen	🟢	🟡	🟢
🟡	Salzstangen	🟡	🔴	
🟡	Studentenfutter	🟡	🟢	🟡

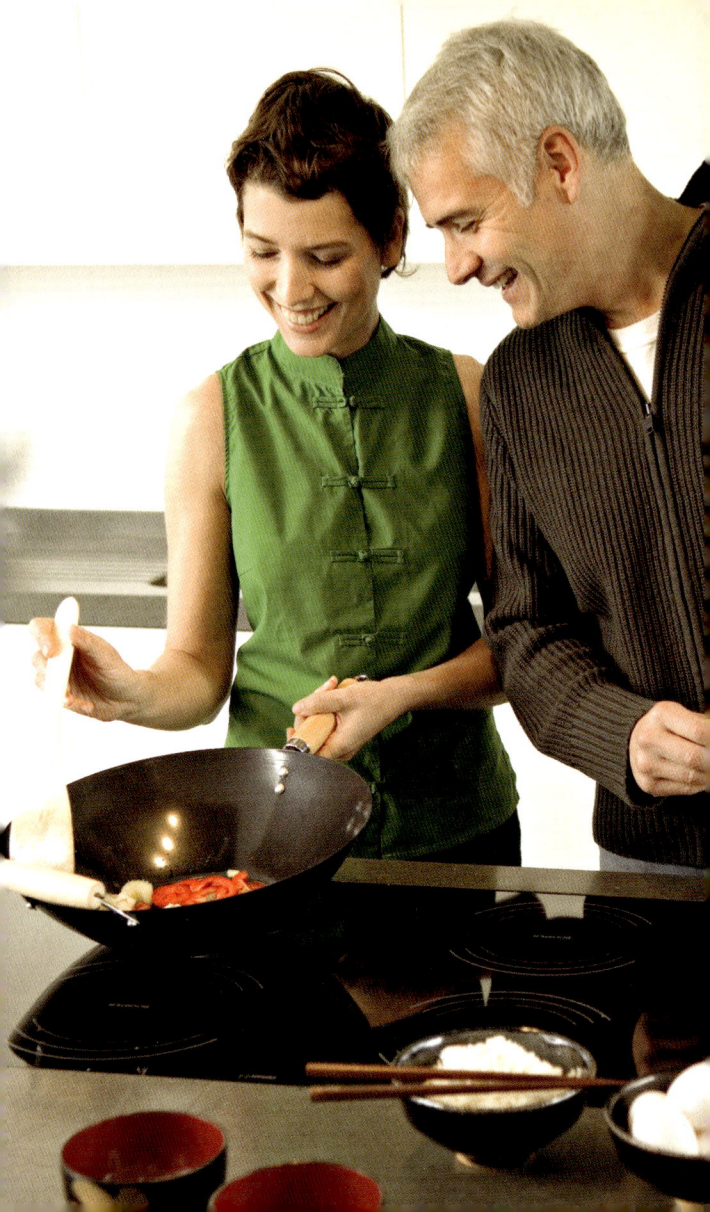

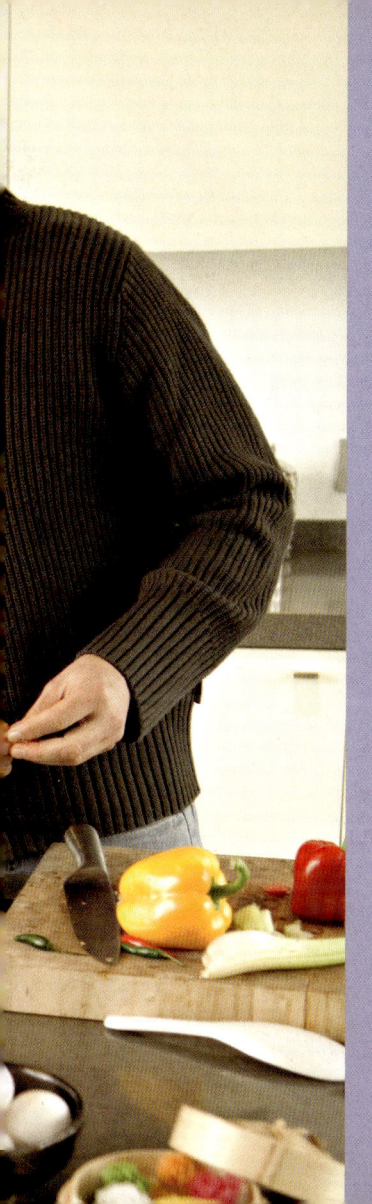

Kochen und unterwegs essen

Kochen macht Spaß! Probieren Sie es aus. Mit unseren Küchentipps gelingt es Ihnen leicht, etwas Leckeres und gut Verträgliches auf den Teller zu zaubern. Auch Freunde und Familie können mitessen und freuen sich vielleicht darüber, dass es Ihnen nach dem Essen so leicht zumute ist. Auch auswärts essen ist kein Problem. Mit der richtigen Auswahl können Sie im Restaurant entspannt genießen. Unsere Tipps helfen Ihnen dabei.

Selbst kochen

Wer einen empfindlichen Magen oder Darm hat, sollte möglichst viele Speisen selbst zubereiten. Nur so wissen Sie, was Sie essen und wie es zubereitet ist. Betrachten Sie Kochen nicht als Zeiträuber, sondern als Entspannung und schönen Zeitvertreib. Laden Sie doch mal Freunde zum gemeinsamen Kochen ein. Dann können Sie leicht verträgliche Speisen zubereiten und anschließend ohne Sorge genießen. Manchmal bietet es sich an, auf Vorrat zu kochen und eine oder zwei Portionen einzufrieren. Wenn es dann schnell gehen muss, können Sie zum selbstgemachten Fertiggericht greifen und sicher sein, dass keine unverträglichen Zutaten enthalten sind.

Das selbstgekochte Essen soll Ihnen in erster Linie gut schmecken. Es soll Ihnen außerdem keinerlei Beschwerden machen, sättigen und Ihren Körper mit den wichtigsten Nährstoffen versorgen. Viele Lebensmittel sind von Natur aus leicht bekömmlich und werden erst durch die Zubereitung zu schwer verdaulichen Speisen. Bevorzugen Sie schonende Garmethoden.

Vitamine schonen

Nach der Ernte tickt die Uhr für Vitamine. Licht, Hitze, Luftsauerstoff und Wasser bekommen ihnen schlecht. Sorgen Sie dafür, dass nicht so viele Vitamine verloren gehen. Deshalb sollten Sie Obst und Gemüse kühl und dunkel lagern und möglichst schnell verarbeiten. Salat und Blattgemüse bauen die Vitamine bereits innerhalb weniger Tage ab. Schälen oder zerkleinern Sie Obst und Gemüse deshalb erst nach dem Waschen. Wenn Obst und Gemüse lange im

Wasser liegen, werden wasserlösliche Vitamine herausge-
löst und mit dem Waschwasser weggeschüttet. Zerkleiner-
tes Obst ist besonders anfällig für die vitaminzerstörende
Wirkung von Luftsauerstoff, Wärme und Licht. Schneiden
Sie deshalb Zutaten erst kurz vor dem Zubereiten klein und
bereiten Sie für Salate immer zuerst das Dressing zu.

Die besten Garmethoden

Kurze Garzeiten schonen Vitamine. Das ist besonders wichtig, wenn Sie rohes Obst oder Gemüse nicht gut vertragen
können. Viele Vitamine sind hitzeempfindlich und wenn
die Speisen lange und bei hoher Temperatur gegart werden,
ist von manchen gesunden Inhaltsstoffen nicht mehr viel
übrig.

Dünsten
Dünsten ist eine ideale Garmethode für Gemüse, Obst oder
Fisch. Dabei kommt nur wenig Wasser in einen breiten
Topf und Gemüse oder Obst werden bei 80 bis 100 Grad
im geschlossenen Topf schnell gar. Gemüse ist dann leicht
bekömmlich, behält seine schöne Farbe und die Vitamine
werden geschont. Fisch lässt sich ideal auf einem Gemüse-
bett dünsten. Dafür wird er einfach auf das schon fast fertige Gemüse gelegt und zugedeckt gegart.

Dampfgaren
Beim Dampfgaren oder Dämpfen wird ein gut schließbarer
Topf mit wenig Wasser befüllt. Gemüse oder Fisch werden
in einen Siebeinsatz gelegt und ziehen im Dampf gar. Bei
dieser Garmethode wird kein Fett benötigt und die Nährstoffe bleiben optimal erhalten.

SELBST KOCHEN

Grillen

Fleisch, Fisch oder Gemüse werden auf dem Grill schnell und ohne Fett gar. Wenn sich dunkle Krusten bilden, ist der Geschmack zwar schön kräftig, allerdings ist das Grillgut dann nicht so gut bekömmlich. Außerdem können sich beim Grillen verschiedene Stoffe bilden, die die Entstehung von Krebserkrankungen begünstigen können. Vor allem gepökelte Fleisch- und Wurstwaren sollten Sie nicht auf den Grill legen.

Braten

Beim Braten gilt: Je kräftiger angebraten wird, desto schwerer haben es Magen und Darm. Wenn Sie braten, dann nur bei mittlerer Hitze und am besten in einer beschichteten Pfanne. Fleisch sollten Sie nur kurz anbraten und dann schmoren, also in Flüssigkeit und Dampf zu Ende garen. Kurzbraten im Wok ist ebenfalls eine Möglichkeit zum Garen von Fleisch, Fisch und Gemüse. Wenn Sie die Brattemperatur bei der Wok-Zubereitung nicht allzu hoch wählen, sind die Speisen meist gut bekömmlich. Einen größeren Braten können Sie auch ganz schonend im Römertopf zubereiten. Geben Sie reichlich Kräuter und Gemüse dazu, das gibt Geschmack.

Fett – nicht immer schlecht

Fett ist nicht generell schlecht. Der menschliche Organismus benötigt Fett und vor allem Menschen mit Magen-Darm-Beschwerden sollten nicht allzu sparsam mit Fett umgehen. Vorausgesetzt natürlich, Sie haben keine Gewichtsprobleme. Denn in Begleitung einer Sahnesauce ist auch für einen empfindlichen Magen Blumenkohl, Brokkoli oder Wirsing verträglich. Beim Thema Fett sind zwei

Dinge entscheidend: zum einen die Art des Fettes und zum anderen die Art der Zubereitung. Frittierte und stark angebratene Speisen sind schwer verdaulich. Aber in feinem Olivenöl gedünstetes Gemüse oder Fisch sind fast immer gut bekömmlich. Bevorzugen Sie pflanzliche Fette, vor allem Raps- und Olivenöl sind aufgrund ihrer Fettsäuren-Zusammensetzung sehr empfehlenswert. Zum sanften Braten oder Dünsten eignen sich fast alle Öle. Native oder kalt gepresste Öle sollten nicht sehr hoch erhitzt werden, für sehr kräftiges Anbraten sind sie ungeeignet. Diese Öle verwenden Sie besser kalt für Salate oder Sie träufeln Sie vor dem Servieren über die fertige Speise. Butter verträgt ebenfalls keine allzu hohen Temperaturen. Aber wenn Sie nur sanft dünsten, können Sie auch mal Butter verwenden.

Mehr Ballaststoffe

Ballaststoffe sind wichtig für eine geregelte Verdauung. Wer häufig unter Verstopfung leidet, sollte mehr dieser unverdaulichen Fasern im Speiseplan unterbringen. Leider können Ballaststoffe auch Blähungen verursachen. Mit der richtigen Zubereitung und einer entsprechenden Kombination mit anderen Lebensmitteln können Sie den Schonfaktor erhöhen.

- Die meisten Gemüsesorten sind gute Ballaststoff-Lieferanten. Gegart ist Gemüse meist leichter bekömmlich als roh. Bei eher schwer verdaulichen Sorten ist es wichtig, dass Sie sie nicht isoliert essen, sondern immer innerhalb einer Mahlzeit mit fett- und eiweißhaltigen Lebensmitteln kombiniert. Konkret: Zu Blumenkohl oder Wirsing genießen Sie am besten eine (fetthaltige) Sauce und Fleisch oder Fisch.
- Gut bekömmlich, ballaststoffreich und sehr gesund sind pürierte Gemüsesuppen.

SELBST KOCHEN

97

- Rohkost bekommt Ihnen besser, wenn sie fein zerkleinert ist. Das Dressing (mit Öl, Joghurt oder Buttermilch) macht sie bekömmlicher.
- Obst ist eine ideale Zwischenmahlzeit. Wenn Sie nicht an einer Fructose-Unverträglichkeit leiden, sind ein bis zwei Portionen Obst am Tag empfehlenswert. Beeren sind besonders ballaststoffreich. Auch Obst kann gedünstet verdauungsfreundlicher sein als roh, mit etwas Joghurt oder Sahne wird es manchmal noch bekömmlicher.
- Nüsse sind ein prima Snack. Sie enthalten ebenfalls Ballaststoffe. Mandeln und Walnüsse sind gut verträglich und liefern dazu besonders wertvolle ungesättigte Fettsäuren.

TIPP

Kartoffel-Gemüse-Suppe (2 Portionen)

300 g Gemüse (z. B. Karotten, Fenchel, Sellerie, Zucchini) und 100 g Kartoffeln in Würfel schneiden, zusammen mit 600 ml Gemüsebrühe (oder Wasser plus 2 TL Instant-Gemüsebrühe) kurz aufkochen und ca. 15 Minuten leicht köcheln lassen. Suppe pürieren und mit Pfeffer, Salz und Muskat würzen; 1–2 EL saure Sahne unterrühren und mit 1 EL gehackter Petersilie bestreuen.

Diese Suppe eignet sich besonders als leichtes Abendessen und hilft, einen unruhigen Magen oder Darm zu beruhigen. Wer keine Gewichtsprobleme hat, kann noch ein kleines Stückchen Butter in die Suppe geben. Kochen Sie gleich eine größere Portion, die Suppe hält sich zwei Tage im Kühlschrank. Einfrieren bekommt der Suppe leider nicht sehr gut. Sie schmeckt nach dem Auftauen etwas wässrig.

- Vollkornbrot und Getreideflocken liefern viele Ballaststoffe, lösen aber häufig Blähungen aus. Wenn diese Lebensmittel bisher selten auf Ihrem Speiseplan vorkommen, starten Sie bitte mit kleinen Portionen und kombinieren sie mit fetthaltigen Lebensmitteln.
- Auch Kartoffeln enthalten Ballaststoffe. Achten Sie auf eine schonende Zubereitung. Pommes frites, Kroketten, Bratkartoffeln und andere gebratene oder frittierte Zubereitungsarten sind bei Magen-Darm-Beschwerden weniger empfehlenswert.

Schnell gekocht

Mit etwas Planung und Vorbereitung steht im Nu ein Essen auf dem Tisch. Natürlich ist das dann kein Drei-Gänge-Menü, aber eine schmackhafte Mahlzeit allemal. Wenn nur für eine oder zwei Personen gekocht wird, sind Ein-Pfannen- und Ein-Topf-Gerichte ideal. Das spart dann zusätzlich Geschirr.

Kochen Sie auf Vorrat. Bei Salatsaucen kann meist die doppelte oder dreifache Menge zubereitet werden. Der Rest hält sich gut ein paar Tage im Kühlschrank. Auch bei Nudeln, Reis oder Kartoffeln können Sie gleich eine größere Menge kochen und haben so für den nächsten Tag schon einen Bestandteil der Mahlzeit. Kochen Sie bei Gelegenheit die doppelte Menge Ihrer Lieblingsgerichte und bestücken Sie damit den Gefrierschrank. Dann haben Sie immer einen Vorrat an garantiert bekömmlichen Fertiggerichten.

Vitamine fix und fertig

Viele Gemüsesorten gibt es geputzt und gewaschen fertig aus der Tiefkühltruhe. Bevorzugen Sie Gemüse »natur« ohne Gewürze und Soße. Zum einen können Sie so sicher

SELBST KOCHEN

sein, dass keine Zutaten, die Sie nicht vertragen, dabei sind, zum anderen gehen Fertiggericht-Köche mitunter recht großzügig mit Fett um. Wenn Sie die »natur«-Variante wählen, bestimmen Sie Soße und Gewürze selbst.

Auch fertig geputzte Salate werden im Handel angeboten. Achten Sie beim Einkauf unbedingt auf die Frische. Werden diese Salate nicht optimal gelagert, dann kommt es zu deutlichen Vitaminverlusten. Außerdem können die Salate mit Keimen belastet sein. Das Salatdressing gibt es ebenfalls fertig zubereitet und in großer Auswahl. Werfen Sie beim Kauf unbedingt einen Blick aufs Etikett. Es gibt große Unterschiede beim Fett- und Kaloriengehalt der Dressings. Lesen Sie die Zutatenliste. Vertragen Sie alles, was drin steckt?

Fertigprodukte

Wenn es ganz schnell gehen muss, darf es auch mal ein Fertiggericht sein. In puncto Nährstoffe schneiden Fertiggerichte aus der Tiefkühltruhe am besten ab. Durch schnelles Einfrieren bleiben die meisten Vitamine gut erhalten. Studieren Sie die Zutatenliste und die Nährwertinformationen. Wer Magen- oder Darmbeschwerden hat, sollte genau prüfen, welche Fertigprodukte er verträgt. Auch wenn die Zutatenliste nur »Verträgliches« aufzeigt, kann das Gericht als Ganzes Probleme bereiten. Leider müssen Sie beobachten, was Sie vertragen. Wenn Sie Fertigprodukte nur »im Notfall« verwenden, klappt es sicher gut. Oft gibt es Gerichte oder Halbfertigprodukte in mehreren Geschmacksrichtungen. Achten Sie genau auf die Unterschiede. Manchmal kann es sinnvoll sein, die einfache Variante mit wenigen Bestandteilen, z.B. bei Pizza oder Nudelsauce, zu verwenden. Sie können dann noch Zutaten zugeben, von denen Sie wissen, dass Sie Ihnen bekommen.

Würzen statt salzen

Wenn Fleisch, Fisch oder Gemüse stark angebraten werden, entwickelt sich ein kräftiges Aroma. Schonende Zubereitung muss aber nicht zu faden Speisen führen. Kräuter und Gewürze machen das Essen auf sanfte Art schmackhaft. Außerdem haben sie eine positive Wirkung auf die Verdauungsorgane. Setzen Sie Kräuter und Gewürze gezielt ein, um die Verdauung anzuregen oder Blähungen und Völlegefühl vorzubeugen. Zahlreiche bekannte Kräuter und Gewürze werden in der Naturheilkunde zur Linderung von Magen- oder Darmbeschwerden eingesetzt und beispielsweise als Tee verabreicht. Sie entfalten ihre Wirkung aber auch als Bestandteil eines guten Essens.

Am besten frisch

Kräuter werden frisch, getrocknet oder tiefgefroren angeboten. Wenn es schnell gehen muss, sind getrocknete Kräuter ideal. Jedoch nicht alle haben dann noch ihr ganzes Aroma. Rosmarin, Thymian oder Oregano bringen auch getrocknet noch Geschmack. Schnittlauch, Petersilie, Dill oder Kerbel büßen durch Trocknen viel Aroma ein. Sie sind frisch am besten. Bleibt etwas übrig, können Kräuter gut eingefroren werden; einfach waschen, hacken und in kleine Dosen oder Tüten geben.

Viele Gewürze sind gemahlen und als ganze Samen oder Früchte im Handel. Werden gemahlene Gewürze längere Zeit gelagert, leiden Geschmack und Heilwirkung. Wenn möglich, sollten Gewürze wie Fenchel, Kümmel oder Koriander unmittelbar vor dem Gebrauch im Mörser zerstoßen werden. So können die ätherischen Öle ihre Wirkung optimal entfalten.

SELBST KOCHEN

Kräuter und Gewürze für Magen und Darm

Anis	macht schwerverdauliche Speisen bekömmlicher, lindert Blähungen
Basilikum	regt den Appetit an, lindert Blähungen, fördert Fettverdauung
Beifuß	verdauungsfördernd
Dill	lindert Blähungen und Verdauungsstörungen
Estragon	verdauungsfördernd
Fenchelsamen	lindert Blähungen, leichte Krämpfe und Völlegefühl
Ingwer	regt Verdauung und Appetit an, Mittel gegen Übelkeit
Kardamom	verdauungsfördernd, lindert Blähungen
Koriander	lindert leichte Krämpfe in Magen und Darm, appetitanregend, hilft bei Völlegefühl
Kreuzkümmel	lindert Magenbeschwerden
Kümmel	macht schwerverdauliche Speisen bekömmlicher, lindert Blähungen und Völlegefühl
Liebstöckel	lindert Blähungen
Lorbeer	appetitanregend
Majoran	beruhigend, verdauungsfördernd
Meerrettich	regt Leber und Galle an
Muskatnuss	verdauungsfördernd
Nelke	schmerzstillend, verdauungsfördernd und appetitanregend
Pfefferminze	appetitanregend, lindert Völlegefühl
Salbei	wirkt heilend auf Magenschleimhaut, verdauungsanregend
Thymian	appetitanregend, verdauungsfördernd, krampflösend
Vanille	appetitanregend, verdauungsfördernd
Zimt	lindert Magenbeschwerden und Blähungen, fördert Fettverdauung

Außer Haus essen

Ein Essen im Restaurant genießen? Auch Sie können das. Beim Essen in den eigenen vier Wänden kann jeder seine Speisen so auswählen und zubereiten, dass sie ihm gut bekommen. Auswärts ist das zwar manchmal schwieriger, aber nicht unmöglich. Wählen Sie einfache Gerichte mit wenigen Zutaten und fragen Sie lieber einmal mehr als zu wenig, um sicher zu gehen, dass Sie keine unliebsame Überraschung erleben. Denn es wäre schade, wenn ein schöner Abend im Restaurant mit Magendrücken oder Völlegefühl endet. Sie werden sehen, mit der Zeit bekommen Sie Routine und wissen, welches Gericht in welchem Lokal gut bekömmlich ist.

Restaurantbesuch – bleiben Sie gelassen

- Gehen Sie nicht ausgehungert zum Essen. Wer mit leerem Magen ankommt, übernimmt sich leicht bei der Bestellung oder isst zu schnell.
- Scheuen Sie sich nicht, beim Kellner nachzufragen, wenn die Speisekarte hinsichtlich der Zubereitung oder einzelner Bestandteile ungenau ist.
- Kleine Änderungen sind fast immer möglich – machen Sie davon, wenn nötig, Gebrauch.
- Lassen Sie sich nicht drängen oder überreden, etwas anderes zu essen oder zu trinken als das Geplante. Sie wissen schließlich selbst am besten, was Ihnen bekommt.
- Essen Sie langsam und kauen Sie gut. Legen Sie hin und wieder das Besteck weg, das fördert auch die Kommunikation.
- Salate sind zwar prima Vorspeisen, doch zu viel Rohkost kann Blähungen hervorrufen. Wählen Sie leichtverdau-

103

liche Rohkost und Blattsalate. Meiden Sie Gurken-, Paprika- oder Kohlsalat sowie Salate, die mit Mayonnaise hergestellt wurden (Fleischsalat, Kartoffelsalat, Schichtsalat).

▮ Restaurantportionen sind oft sehr groß, das kann einen empfindlichen Magen belasten. Fragen Sie nach einer kleinen Portion oder einem Seniorenteller, auch wenn Sie nicht zu den Senioren gehören.

▮ Wählen Sie öfter ein Fischgericht. Fisch ist leicht verdaulich, vor allem wenn er gedünstet wird.

▮ Bei Fleischgerichten sollten Sie auf panierte und stark gebratene Stücke verzichten. Leicht gebratenes, gegrilltes oder gekochtes Fleisch (Frikassee, Tafelspitz) ist empfehlenswerter.

▮ Eine Gemüseportion sollte immer dabei sein, idealerweise gedünstet oder im Dampf gegart.

▮ Kartoffeln sind eine ideale Beilage, wenn sie als Pellkartoffeln, Salzkartoffeln oder in Folie gegart serviert werden. Verzichten sollten Sie hingegen auf Bratkartoffeln, Pommes frites oder Kroketten.

▮ Ein süßer Abschluss darf natürlich nicht fehlen. Wählen Sie Obstsalat (kleine Portion), ein Quark- oder Joghurt-Dessert. Auch ein Eis ist meist okay.

Einladungen

Auch wer unter Magen-Darm-Beschwerden leidet, braucht Einladungen zum Essen oder zu Festen nicht abzulehnen. Wenn Sie mit dem Gastgeber vertraut sind, können Sie ihn kurz informieren, dass Sie bestimmte Speisen nicht vertragen können. Gute Freunde haben Verständnis und bieten sicher etwas Geeignetes. Vielleicht können Sie selbst etwas beisteuern und dann Ihre gut bekömmliche Lieblingsspeise zubereiten. Denken Sie auch an das Thema Trinken. Oft stehen nur sehr kalte, kohlensäurehaltige Getränke zur Verfügung. Bestimmt können Sie auch Tee oder stilles Wasser bekommen.

Wenn Sie Gastgeber sind, dann haben Sie es selbst in der Hand. Ihren Gästen wird es nicht auffallen, wenn überwiegend gut bekömmliche Speisen angeboten werden. Sorgen Sie außerdem dafür, dass immer genügend (stilles) Wasser zur Verfügung steht. Das wird auch anderen Gästen angenehm sein. Im Übrigen muss sich nicht bei jedem Fest alles ums Essen drehen. Natürlich können sie Geschäftsfreunde nicht zu einem Spieleabend einladen, gute Freunde jedoch schon.

TIPP

Verabredung zu Sport und Kultur

Ausgehen muss nicht immer Essengehen sein. Verabreden Sie sich doch mal zu Sport oder Kultur. Kino, Theater, Konzert oder eine Ausstellung verursachen kein Magendrücken, es sei denn, es gibt anschließend ein üppiges Essen.

Fast Food und Imbiss

Fast Food und Imbiss – das ist meistens Frittiertes oder Gebratenes und deshalb kaum geeignet für jemanden, der unter Magen- oder Darm-Beschwerden leidet. Wenn Heißhunger aufkommt oder der Geruch aus der Imbissbude verführt, sollten Sie deshalb gewappnet sein. Wer viel unterwegs ist, sollte gut planen und für Pausen und regelmäßige Mahlzeiten sorgen. Gehen Sie nicht erst zum Essen, wenn der Hunger schon zu groß ist. Denn dann besteht die

AUSSER HAUS ESSEN

Gefahr, dass Hunger und Appetit über die Vernunft siegen, und Sie doch zu etwas greifen, was Ihnen später Beschwerden macht.

Essen im Stehen oder Gehen sollten Sie sich besser verkneifen. Nebenbei und in Eile gegessen, verführt zu größeren Portionen, hastigem Essen und weniger Kauen. Alles nicht geeignet für Menschen mit empfindlichen Verdauungsorganen.

Damit Sie nicht ausgehungert bei der nächsten Gelegenheit schwach werden, sollten Sie immer einen gesunden Snack in der Tasche haben. Das kann etwas Obst sein, das Sie gut vertragen, Joghurt oder Buttermilch, ein belegtes Brötchen oder ein paar Nüsse. Wasser oder Tee sollten Sie ebenfalls immer dabei haben. Denn unterwegs gibt es oft nur sehr kalte oder kohlensäurehaltige Getränke.

Am Arbeitsplatz

Am Schreibtisch nebenbei ein Müsliriegel, in der Mittagspause schnell eine Currywurst, am Nachmittag ein paar Häppchen oder ein Stück Kuchen mit den Kollegen, kommt Ihnen das bekannt vor? Auch wenn der Arbeitstag manchmal stressig ist, Sie sollten sich unbedingt Zeit fürs Essen nehmen. Machen Sie eine kritische Bestandsaufnahme Ihrer Essgewohnheiten während eines Arbeitstages. Oft liegt es nicht allein an dem, was wir essen, wenn der Magen rebelliert. Meist ist auch die Art, wie wir essen, schuld an den Beschwerden. Damit es Ihnen gut geht, müssen Sie leider ein wenig voraus planen.

Kantine

Ein gemeinsames Essen mit den Kollegen lockert den Arbeitsalltag auf. Schön, wenn es eine gute Kantine gibt. Doch hier wird nicht nur gut Bekömmliches serviert. Nehmen Sie sich Zeit und studieren Sie das Angebot. Die Tipps fürs Restaurant auf Seite 103 helfen Ihnen auch hier weiter. Leichte Kost und kleine Portionen schonen nicht nur Magen und Darm, sondern erleichtern nach der Pause den Wiedereinstieg in die Arbeit. Ein üppiges Essen liegt schwer im Magen und die anstrengende Verdauungsarbeit entzieht dem Kopf wertvolle Energie. Die Folge: Müdigkeit und Konzentrationsschwierigkeiten. Wenn die Mittagspause nicht allzu knapp bemessen ist, reicht es vielleicht noch für einen kleinen Spaziergang. Der regt die Verdauung an und vor allem im Winter ist das für Berufstätige meist die einzige Möglichkeit, während der Woche ein paar Sonnenstrahlen einzufangen.

Selbstversorgung

Sie gehen ohne Frühstück aus dem Haus und holen sich ein Teilchen aus der Bäckerei? Ein Bissen an der Bushaltestelle oder an der roten Ampel, der nächste dann hektisch zwischen zwei Abbiegemanövern, kommt Ihnen das bekannt vor? Das ist kein guter Start in den Tag. Ein selbstgemachtes Frühstück, zu Hause in Ruhe eingenommen, und sei es auch noch so klein, sorgt für einen besseren Tagesbeginn. Auch wenn Sie sich überwinden müssen, stehen Sie etwas eher auf, trinken Sie in Ruhe eine Tasse Tee und essen Sie dazu eine Kleinigkeit. Vielleicht reicht Ihnen etwas Joghurt oder ein kleines Stück Brot. Magen und Darm freuen sich über einen ruhigen Start.

Nicht nur belegte Brote

Täglich ein warmes Essen – das muss nicht unbedingt sein. Eine gute Versorgung mit allen wichtigen Nährstoffen ist mit kalten und warmen Speisen gleichermaßen möglich. Wer mittags nur belegte Brote von zu Hause verzehrt, möchte vielleicht am Abend ein warmes Essen genießen. Doch hier ist ein wenig Vorsicht geboten. Allzu leicht fällt das Essen üppig aus, wenn es dazu noch spät am Abend eingenommen wird, kann das die Verdauung schnell belasten.

Wenn es für Sie keine Möglichkeit gibt, ein warmes Essen zu genießen, haben Sie vielleicht schon verschiedene Varianten der Selbstversorgung getestet. Einen Imbiss von zu Hause mitzunehmen, macht zwar ein bisschen Arbeit, dafür bekommen Sie aber auch genau das, was Ihnen gut bekommt. Bei guter Planung hält sich der Zeitaufwand in Grenzen. Sie können bei der Zubereitung des Abendessens schon den Imbiss für den nächsten Tag einplanen. Wenn es Reis oder Nudeln gibt, kochen Sie einfach etwas mehr und Sie haben die Basis für einen Nudel- oder Reissalat. Ein Schnitzel, Hähnchenschlegel oder eine Frikadelle lässt sich ebenfalls gut mitnehmen und kalt essen.

Kennen Sie Couscous, Quinoa und Hirse? Couscous wird meist aus Weizengrieß hergestellt und ist in der nordafrikanischen Küche zu Hause. Er kann warm und kalt, zum Beispiel in einem Salat oder mit Gemüse serviert werden und eignet sich gut als Basis für ein »Mitnahmegericht«. Quinoa und Hirse können ebenfalls die Grundlage für einen sättigenden Salat bilden. Quinoa zählt zu den Pseudogetreiden, kommt aus den Anden und ähnelt ein wenig der Hirse. Alle drei Getreidesorten sind rasch und leicht zubereitet und deshalb auch ideal für die schnelle Küche.

TIPP

Verträgliches Essen für die Mittagspause

▌ Belegen Sie Brote nicht schon am Abend. Nehmen Sie Brot und Belag getrennt mit. Beides bleibt in Frischhaltefolie oder einer gut schließbaren Box frisch.

▌ Peppen Sie Ihre Brote kurz vor dem Verzehr mit frischem Gemüse auf. Wenn Sie es vertragen, sind Radieschen, Gurkenscheiben, Kresse oder Paprika ideale Ergänzungen.

▌ Probieren Sie Gemüsesticks mit Kräuterquark. Gut geeignet sind Kohlrabi, Paprika, Gurken, Möhren – vorausgesetzt es bekommt Ihnen.

▌ Wenn Sie rohes Gemüse weniger gut vertragen, dann können Sie auch Sticks aus gekochten Möhren, Kohlrabi, Fenchel oder Staudensellerie zubereiten.

▌ Salat lässt sich gut mitnehmen. Bewahren Sie ihn wenn möglich im Kühlschrank auf. Nehmen Sie Salat und Dressing immer getrennt mit.

▌ Ergänzen Sie den Salat mit Käsewürfeln, Mozzarellakugeln, Schinkenstreifen oder anderen fett- bzw. eiweißhaltigen Lebensmitteln. So wird er für Sie besser bekömmlich.

▌ Planen Sie Zwischenmahlzeiten ein. Dafür eignen sich Joghurt, Quark, Buttermilch oder Obst bzw. Obstkompott.

▌ Vergessen Sie das Trinken nicht. Stilles Wasser und Kräutertee sind ideal.

AUSSER HAUS ESSEN

Service

Bücher zum Weiterlesen

Hiller A. **Richtig einkaufen Glutenfrei.** Stuttgart: Trias; 2010

Hofele K. **Richtig einkaufen bei Laktose-Intoleranz.** Stuttgart: Trias; 2008

Iburg A. **Köstlich essen bei Magen-Darm-Beschwerden.** Stuttgart: Trias; 2006

Kruis W, Iburg A. **Köstlich essen bei Reizdarm.** Stuttgart: Trias; 2008

Ledochowski M. **Wegweiser Nahrungsmittel-Intoleranzen.** Wie Sie Unverträglichkeiten erkennen und gut damit leben. Stuttgart: Trias; 2009

Schleip T. **Richtig einkaufen bei Fructose-Intoleranz.** Stuttgart: Trias; 2008

Schleip T. **Fructose-Intoleranz – Wenn Fruchtzucker krank macht.** Stuttgart: Trias; 2010

Schleip T. **Laktose-Intoleranz – Wenn Milchzucker krank macht.** Stuttgart: Trias; 2010

Adressen und Internetseiten, die weiterhelfen

Bei verpackten Lebensmitteln finden Sie auf dem Etikett die Adresse, Telefonnummer oder die Internetseite des Herstellers. So können Sie jederzeit nachfragen, wenn Sie mehr Informationen zum Produkt möchten.

Selbsthilfeverbände und wissenschaftliche Fachgesellschaften

Deutscher Allergie- und Asthmabund e. V. (DAAB)

Fliethstraße 114
41061 Mönchengladbach
Tel. 0 21 61/81 49 40
www.daab.de
Schwerpunkt der Tätigkeit sind Beratung und Information bei Allergien, aber auch Nahrungsmittel-Unverträglichkeiten und -Intoleranzen.

Deutsche Morbus Crohn/Colitis ulcerosa Vereinigung e. V. (DCCV e. V.)

Reinhardtstraße 18
10117 Berlin
Tel. 0 30/20 00 39 20
www.dccv.de
Selbsthilfeverband für Menschen mit einer chronisch entzündlichen Darmerkrankung (CED) in Deutschland.

Deutsche Gesellschaft für Ernährung e. V. (DGE)

Godesberger Allee 18
53175 Bonn
Tel. 02 28/3 77 66 00
www.dge.de
Wissenschaftliche Informationen und Empfehlungen zur Ernährung allgemein und bei ernährungsbedingten Erkrankungen, Broschüren.

Deutsche Zöliakie-Gesellschaft e. V.

Kupferstr. 36
70565 Stuttgart
Tel. 07 11/4 59 98 10
www.dzg-online.de
Deutscher Selbsthilfeverband für Menschen mit einer Zöliakie-Erkrankung.

Gastro-Liga e.V.
Friedrich-List-Straße 13
35398 Gießen
Tel. 06 41/97 48 10
www.gastro-liga.de
Deutsche Gesellschaft zur Bekämpfung der Krankheiten
von Magen, Darm und Leber sowie von Störungen des
Stoffwechsels und der Ernährung (Gastro-Liga) e.V.

Deutsche Reizdarmselbsthilfe e.V.
Postfach 70 02 18
60552 Frankfurt am Main
Tel. 0 18 05/89 61 06
www.reizdarmselbsthilfe.de

Ernährungsinfos im Internet
www.ernaehrung.de
Ausführliche Informationen über Ernährung, Ernährung
bei besonderen Erkrankungen, auch Tipps zur Ernährung
bei Magen-Darm-Beschwerden.

www.was-wir-essen.de
Seite des aid Infodienst Verbraucherschutz, Ernährung,
Landwirtschaft und Forsten. Viele Ernährungsthemen,
Foren mit der Möglichkeit, Experten zu befragen.

Qualifizierte Ernährungsberater und -therapeuten
Institut für Qualitätssicherung in der Ernährungstherapie und -beratung e.V. (QUETHEB e.V.)
Schloßplatz 1
83410 Laufen
Tel. 0 86 82/95 44 00
www.quetheb.de

Verband der Diätassistenten e. V. (VDD)
Susannastr. 13
45136 Essen
Tel. 02 01/94 68 53 70
www.vdd.de

Verband der Oecotrophologen e. V. (VDOE)
Reuterstr. 161
53113 Bonn
Tel. 02 28/28 92 20
www.vdoe.de

Stichwortverzeichnis

Die fett gesetzten Seitenzahlen verweisen auf Lebensmittel in den Einkaufs-Tabellen.

Stichwortverzeichnis

Stichwortverzeichnis

Liebe Leserin, lieber Leser,
hat Ihnen dieses Buch weitergeholfen?
Für Anregungen, Kritik, aber auch für Lob
sind wir offen. So können wir in Zukunft
noch besser auf Ihre Wünsche eingehen.
Schreiben Sie uns, denn Ihre Meinung
zählt!

Ihr TRIAS Verlag

E-Mail Leserservice:
heike.schmid@medizinverlage.de

Adresse:
Lektorat TRIAS Verlag, Postfach 30 05 04,
70445 Stuttgart
Fax: 0711 - 8931 - 748

Bibliografische Information
der Deutschen Nationalbibliothek
Die Deutsche Nationalbibliothek verzeichnet
diese Publikation in der Deutschen National-
bibliografie; detaillierte bibliografische
Daten sind im Internet
über http://dnb.d-nb.de abrufbar.

Programmplanung: Uta Spieldiener

Redaktion: Anne Bleick
Bildredaktion: Christoph Frick

Umschlaggestaltung und Layout: CYCLUS
Visuelle Kommunikation, Stuttgart

Bildnachweis:
Umschlagfoto vorn: Chris Meier, Stuttgart
Fotos im Innenteil: ONOKY/F1 online
Die abgebildeten Personen haben in keiner
Weise etwas mit der Krankheit zu tun.

Wichtiger Hinweis: Wie jede Wissenschaft ist
die Medizin ständigen Entwicklungen unter-
worfen. Forschung und klinische Erfahrung
erweitern unsere Erkenntnisse, insbesondere
was Behandlung und medikamentöse Therapie anbelangt. Soweit in diesem Werk eine
Dosierung oder eine Applikation erwähnt wird,
darf der Leser zwar darauf vertrauen, dass
Autoren, Herausgeber und Verlag große Sorg-
falt darauf verwandt haben, dass diese Angabe dem **Wissensstand bei Fertigstellung
des Werkes** entspricht.
Die Ratschläge und Empfehlungen dieses
Buches wurden vom Autor und Verlag nach
bestem Wissen und Gewissen erarbeitet
und sorgfältig geprüft. Dennoch kann eine
Garantie nicht übernommen werden. Eine
Haftung des Autors, des Verlages oder seiner
Beauftragten für Personen-, Sach- oder Ver-
mögensschäden ist ausgeschlossen.

2., vollständig überarbeitete Auflage 2010

© 2003, 2010 TRIAS Verlag in MVS Medizinver-
lage Stuttgart GmbH & Co. KG
Oswald-Hesse-Straße 50, 70469 Stuttgart
Printed in Germany

Satz: Fotosatz Buck, Kumhausen
gesetzt in: InDesign CS4
Druck: AZ Druck und Datentechnik GmbH,
Kempten

Gedruckt auf chlorfrei gebleichtem Papier

ISBN 978-3-8304-3702-4   1 2 3 4 5 6

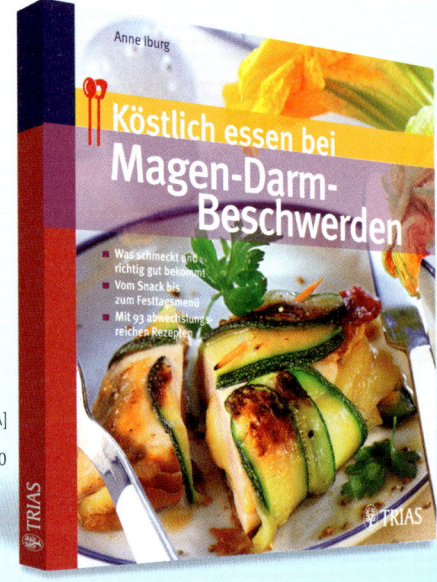
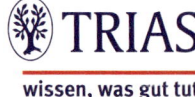